简明超声医学

精要

牛秋云　著

U0393269

吉林科学技术出版社

图书在版编目（CIP）数据

简明超声医学精要 / 牛秋云著. -- 长春：吉林科学技术出版社，2018.4（2024.8重印）

ISBN 978-7-5578-3895-9

Ⅰ.①简… Ⅱ.①牛… Ⅲ.①超声波诊断 Ⅳ.①R445.1

中国版本图书馆CIP数据核字(2018)第075570号

简明超声医学精要

出 版 人	李　梁
责任编辑	孟　波　孙　默
装帧设计	韩玉生
开　　本	787mm×1092mm　1/32
字　　数	158千字
印　　张	5.5
印　　数	1-3000册
版　　次	2019年5月第1版
印　　次	2024年8月第3次印刷

出　　版　吉林出版集团
　　　　　吉林科学技术出版社
发　　行　吉林科学技术出版社
地　　址　长春市人民大街4646号
邮　　编　130021
发行部电话/传真　0431-85635177　85651759　85651628
　　　　　　　　　85677817　85600611　85670016
储运部电话　0431-84612872
编辑部电话　0431-85635186
网　　址　www.jlstp.net
印　　刷　三河市天润建兴印务有限公司

书　　号　ISBN 978-7-5578-3895-9
定　　价　38.50元
如有印装质量问题　可寄出版社调换

前　言

　　飞速发展的超声成像技术异军突起、日新月异,已成为当今临床上不可缺少的诊断手段之一。随着数字化、多动能超声仪的出现,大大扩宽了各种疾病的检查领域,尤其对各个脏器病变及软组织的检查,有其独特的优越性。目前,超声医学诊断分工更加精细,鉴于此,编者在参阅大量文献的基础上,结合自身多年临床经验,编写了本书。

　　本书从头颈部、胸部、腹部、泌尿系统,妇科超声等方面编写。从临床实际出发,选择常见病、多发病编写,适当配以相应典型图像,简练实用。本书反映现代超声诊断的新理念、新知识,具有较强的实用性和指导性;本书结构严谨、层次分明、内容新颖、专业度高。

　　编者在繁忙的工作之余,将自身多年的诊疗心得及实践经验跃然纸上,编纂、修改、审订,尽求完美,但由于编写时间有限加之篇幅所迫,疏漏之处恐在所难免,若存在欠妥之处恳请广大读者不吝指正,以待进一步修改完善,不胜感激。

目　　录

第一章　头颈部超声诊断

第一节　颅脑疾病

一、脑积水

脑积水是由于颅内脑脊液循环发生障碍,脑脊液过量引起脑室系统或蛛网膜下腔异常扩张,伴有或不伴有颅内压增高。脑积水与先天畸形有关,原因分为先天性和后天性脑积水,与感染、外伤、肿瘤和脑出血有关。根据病理生理,脑积水可分为梗阻性与功能性两种。

【超声表现】

1.脑室系统形态失常。冠状切面:侧脑室前角三角区和颞角边缘变钝、饱满增宽或呈椭圆形,裂隙状的第三脑室呈圆形;矢状切面:侧脑室前角、体部、后角、颞角均增宽呈半环状暗区,暗区内显示附着在扩张脑室一侧壁上的脉络丛强回声。

2.脑组织受压征象。轻度脑积水时,脑组织受压不明显。重度脑积水时,脑组织变薄萎缩。

3.对称性侧脑室扩张,其测值超过3mm,侧脑室内部为无回声。国内外学者均认为正常侧脑室和大脑半球直径的比例小于1:3,如果比例增大,应考虑有脑积水。侧脑室扩张的测量值可判断脑积水的严重程度;轻度4～6mm,中度7～10mm,重度>10mm。

【鉴别诊断及比较影像学方法】

1.脑室内出血伴脑室扩张　脑室内出血时,侧脑室亦扩张。与脑积水脑室扩张表现不同,前者脑室扩张显示光点强回声增多,后者脑室扩张为对称性的无回声。

2.出血后遗症 穿通性囊肿,严重的出血(Ⅲ级、Ⅳ级)可引起出血后遗症,脑积水和脑内出血,侧脑室扩张,侧脑室旁显示圆形或不规则形无回声,壁较厚、不均匀,内可见血凝块呈光团回声,并与侧脑室相通。

超声显像能确定脑积水部位及判断脑积水程度,无放射性,不使用镇静剂,方法简便、安全,是诊断婴幼儿脑积水的首选检查方法。CT及磁共振成像等影像学检查方法能明确诊断脑积水及明确梗阻的原因,诊断具有一定的优势。对梗阻性与交通性脑积水放射性核素脑池显像能做出鉴别诊断。

二、颅内出血

新生儿颅内出血是新生儿期常见的严重疾患,死亡率高,存活者也常有神经系统后遗症。主要表现为硬膜下出血、蛛网膜下腔出血、脑室周围,脑室内出血、脑实质出血、小脑出血及混合性出血。前两种类型因产伤所致,现因监护技术的进步已较少见。后几种类型多见于早产儿,由缺氧引起。

【脑室周围-脑室内出血】

(一)脑室管膜下出血

可显示为侧脑室下方尾核丘脑沟周围、脉络丛高回声内一个或多个低回声、高回声或无回声区,冠状位前角最易出现,出血可以是两侧的,这种表现为Ⅰ级颅内出血。

(二)脑室大小正常的脑室内出血

室管膜破溃,血液进入侧脑室,正常侧脑室无回声区内出现光点回声增多、回声增强,以三角区或后角明显。脑室内还可显示随体位改变的脑脊液和血液分层现象,提示脑室内血凝块形成、脑室扩张,这种表现为Ⅱ级颅内出血。

(三)脑室内出血伴脑室扩张

患侧或双侧侧脑室明显扩张,内充满强回声,多见于侧脑室体外侧及上部。出血量大时,可致对侧脑室及第三脑室扩张,内充满强回声,这种表现为Ⅲ级颅内出血。

(四)脑室内出血伴有脑实质出血

在Ⅲ级颅内出血的超声表现基础上,脑组织内出现非均质高回声区,可见脑组织受压变薄,中线结构移位,侧脑室受压变形,这种表现为Ⅳ级颅内出血。

(五)出血后遗症

Ⅰ级和Ⅱ级颅内出血,一般在新生儿出生后1周内血液可被吸收。Ⅲ级、Ⅳ级颅内出血可能引起出血后遗症,脑积水和穿通性脑囊肿,一侧多见或双侧脑室扩张。脑室旁原脑内出血部位显示不规则、边界清楚的无回声区,壁不规则,厚薄不均,回声较强,内可见血凝块回声,无回声区与侧脑室相通。

【其他类型的颅内出血】

1.硬膜下血肿:颅骨与脑组织回声之间显示新月形或不规则形无回声区,其内显示较多的强光点回声。血肿凝固机化则呈低回声或强回声,分布不均匀。亦可形成有膜包裹的硬膜下积液,壁光滑带较厚,内呈无回声。

2.硬膜外血肿:硬脑膜带状强回声与颅骨之间显示带状或不规则形无回声,慢性血肿呈低或强回声。

3.血肿部位大脑实质受压变形,脑中线结构向健侧移位。脑室受挤压也可以移位变形。

【临床意义及比较影像学】

超声检查近年来已成为新生儿颅内出血诊断及动态观察疗效的主要方法,高频、变频超声的应用使图像质量显著提高,使较小的出血灶得以检出,显著降低了新生儿颅内出血的漏诊率,逐渐成为替代CT和MRI的首选检查方法。

三、颅内占位病变

颅内占位病变为脑肿瘤、脑脓肿、结核瘤、包虫囊肿等。因这类疾病多见于成人及 5 岁以上的儿童,且小儿颅内肿瘤多发于后颅窝,这多为超声检查易漏诊的部分。加之颅骨对超声的干扰,声像图显示病灶均不理想,因此以选择 CT 及磁共振成像诊断为宜。超声显像可用于颅脑肿瘤和脑脓肿手术中硬膜外探查,帮助准确定位,显示病灶的范围及回声特点,并在超声引导下行穿刺活检或穿刺引流。其超声表现如下:

1.颅内病变部位显示肿块图像,可表现为高回声、内及周边强回声灶或周围脑实质内钙化灶(肿瘤)、无回声(脓肿液化)和混合回声(脓肿、皮样囊肿、肿瘤坏死出血等)。

2.颅内占位病变局部脑组织水肿、受压变形、脑中线移位。

3.脑室扩张、脑积水。前者为进行性的,多见于脑肿瘤及脑囊肿。

四、颅内囊性病变

【积水性脑畸形】

积水性脑畸形表现为先天性无脑,有正常的脑膜、颅骨及头皮,可能为胎儿在富内时,双侧颈内动脉梗阻所致。声像图表现如下:

1.颅内显示一巨大的囊性无回声区,无大脑实质回声,囊壁为脑膜及颅骨强回声带状结构。无回声区中央可显示大脑镰强回声。

2.颅底显示脑干呈实质性强回声。

【脑穿通畸形】

脑穿通畸形分先天性和后天性两种。先天性患者病变多位于颅底部或顶部,脑内有一囊腔与侧脑室相通,内含脑脊液,多因产前血管梗阻,梗死灶吸收所致。后天性为颅内出血的后遗症。

声像图表现:见前"出血后遗症"。先天性者其无回声区内无血凝块征象。

【Dandy-Walker 综合征】

这是胚胎期的一种第四脑室嘴端发育异常,常有第四脑室的正中孔和侧孔完全或不完全闭锁,第四脑室呈囊状或憩室样扩大,占据后颅窝绝大部分,小脑半球发育不全,小脑蚓部缺失或呈细条状,枕部突出。声像图表现如下:

1.后颅窝为巨大囊性无回声区占据,为变形的第四脑室,并与小脑延髓池相连通。

2.小脑蚓部、小脑半球发育不良,前者高回声未见显示,后者明显变小。

3.小脑干。

4.合并脑积水(80%),无胼胝体(70%)。

【胼胝体发育不全】

胼胝体发育不全可能与遗传、前神经孔闭合不良等有关,与前连合、透明隔、扣带回等发育不全同时出现,并在胼胝体部位发生蛛网膜囊肿。声像图表现如下:

1.第三脑室扩大,胼胝体未见显示。

2.第三脑室上方无扣带回及扣带回沟,代之为带状放射状高回声。

3.侧脑室枕角扩大,前角狭小,平行状扩张,呈蝙蝠翼样。

4.无透明隔。

五、新生儿缺氧缺血性脑病

新生儿缺氧缺血性脑病(HIE)是新生儿窒息的严重并发症,病情重、病死率高,并可产生永久性神经功能障碍。窒息致缺氧持续时间太长可破坏内环境平衡,造成脑的水分布及脑血流的改变,继而发生脑组织缺血。多灶性脑组织缺血是新生儿 HIE 脑损害的主要原因。病理变化为脑水肿、脑组织坏死及颅内出血三部分。HIE 伴颅内出血,超声诊断较容易,而脑实质病变检查较困难。

【二维超声显像】

1.早期可出现广泛脑水肿,表现为弥漫性脑实质回声增强,回沟消失,脑室腔变狭小。

2.脑室周围白质软化,在脑室周围呈高回声区,多见于侧脑室额角的前方,围绕侧脑室的颞角和枕角。

3.脑实质内散在高回声区,由广泛散布的脑实质缺血或水肿引起。

4.局限性大片高回声区,为某一主要血管(通常为大脑中动脉)所分布的区域有缺血性改变,后期梗死部位液化可见囊性无回声区。

【彩色多普勒征象】

1.轻度 HIE 彩色血流显示正常;重度 HIE,大脑前动脉和大脑后动脉彩色血流不显示。

2.频谱形态改变:呈单收缩期频谱,无舒张期频谱显示。

3.血流速度减慢:收缩期峰值流速、舒张期末流速、时间平均流速均减慢,舒张期末流速常减慢至零。

4.阻力指数(RI)升高,超过 0.80。脑血流量测值减低。

5.重度 HIE 三支脑大动脉均出现上述血流频谱的改变,轻度 HIE 常在大脑前动脉出现上述血流频谱的改变。

六、超声在神经外科手术中的应用

神经外科手术强调微创原则,要求术者在尽可能减少损伤的前提下完整切除病灶。因此,病灶的精确定位及手术过程中实时导航对神经外科手术至关重要,是保障手术顺利进行、减少手术损伤和避免肿瘤残留的前提。

目前,神经外科最常用的术中导航系统有术中 MRI 和术中超声。术中超声能提供实时图像信息,准确定位并及时纠正脑组织漂移,引导外科医生直达病灶,避开脑组织的重要结构和功能区,减少对脑组织的损伤,并帮助判断有无术后肿瘤残余。与 MRI 相比,术中超声还具有操作简单、移动方便,可同时监测多台手术进程等优势。

【探测方法】

（一）仪器和探头

在日常工作中，超声在颅脑手术应用最多的是对病灶的定位和实时引导，对于边界清晰的病灶如海绵状血管瘤、脑膜瘤和血管网状细胞瘤等，普通超声诊断仪即能获得较满意的图像；而对一些边界不甚清晰的病灶，例如胶质瘤，以及一些位置较深、体积较小的病灶，此时对超声仪器的成像质量有较高要求；如需对边界不清楚的病灶进行超声造影，判断肿瘤边界，或寻找 AMV（动静脉畸形）的供血动脉，则需要使用具备超声造影条件的超声诊断仪。

常用的腹部凸弧形探头，虽然也能用于颅脑术中超声，但在小骨窗手术中，探头无法与硬膜贴合，因此最好采用小凸弧形探头，不但体积较小，而且既保证了近场图像的分辨率，又兼顾了远场具有较宽的视野。一般可选用 5MHz 以上的探头，以提高图像分辨率，这对于辨别病灶边界、判断有无肿瘤残留有较大意义。在脊髓手术中，由于病灶一般较小，操作空间有限，探查深度较浅，为兼顾图像分辨率和操作可行性，可根据具体情况选用宽频小凸弧形探头或高频线阵探头。

（二）扫查方法

由于血脑屏障的存在，一旦发生颅内感染，治疗将比其他部位的感染更困难，因此在进行术中超声检测时，应严格遵守无菌操作原则，避免医源性颅内感染的发生。

考虑到无菌耦合剂的成分可能对脑组织存在不良反应，一般采用生理盐水作为耦合剂，将探头紧密贴合在硬膜外或脑组织表面，多方位、多角度连续性扫查感兴趣区域，观察病灶特征。在扫查过程中，注意动作轻柔，压力适中，以免对脑组织造成不必要的损伤。

在手术过程中，由于脑脊液的流失及组织的切除、牵拉等因素可造成脑组织移位，使术中病灶的实际位置与术前影像检查结果出现偏差，即脑组织漂移，所以在剪开硬脑膜前后及病灶切除过程中均应进行反复扫查，以纠正脑组织漂移，准确定位，减少对正常脑组织的损伤，避免肿瘤残留,这对于一些位置较深、体积较小的病灶尤其重要。

【术中超声在神经外科手术中的应用】

(一)了解病灶形态学特征

病灶的准确定位对神经外科手术至关重要,是保障手术顺利进行、减少手术损伤的前提。通过调节仪器参数,术中超声可较清楚地显示颅内占位性病灶的部位、深度、轮廓、形态、边界、内部回声等特征,还可明确病灶与重要功能区及大血管的关系,为外科医生手术决策提供信息。对于边界不清楚的病灶如高级别胶质瘤,则可采用术中超声造影检查,一般可明确病灶边界。

(二)了解病灶血供情况

颅内占位性病灶周边常可见较粗大血管,其中部分为病灶滋养血管,部分为过路血管,还有部分为过路血管发生侧支供应肿瘤病灶。外科医生在处理这些血管时,如果损伤或结扎供应重要功能区的过路血管,术后可出现严重的后遗症,产生不必要的损伤。多数情况下,通过彩色多普勒超声检测,可显示并鉴别病灶与周边血管的关系。对于少数无法判断的病例,采用术中超声造影和MVI(微血管成像技术)常常可以鉴别。另外,通过检测病灶内部血管丰富程度,也可为外科医生提供重要信息,以便在术中谨慎处理,防止患者失血过多。超声造影可显示常规超声无法显示的微小血管,所以在判断肿瘤血供丰富程度方面具有重要作用。

(三)初步评估病变性质

1.胶质瘤　胶质瘤是最常见的颅内原发性肿瘤,其发病率约占颅内肿瘤的40%,根据其组织形态和分化程度大致可分为三种类型。

(1)低级别胶质瘤:表现为稍高回声病灶,边界相对较清晰,病灶内部回声较均匀,和脑组织回声类似,少部分低级别胶质瘤内可见钙化灶。

(2)间变性胶质瘤:表现为高回声病灶,边界较清晰,病灶内部回声不均,部分内部可见坏死液化的无回声暗区。

（3）胶质母细胞瘤：表现为杂乱回声病灶，形态不规则，边界多不清晰，内部回声明显不均，半数以上病灶内可见坏死液化灶。另外，由于肿瘤生长迅速，病灶周边脑组织水肿明显。

鉴别诊断：胶质增生是脑组织损伤后的修补愈合反应，主要表现为星形胶质细胞增生，最后成为胶质瘢痕。其声像图表现为病灶较正常脑组织回声稍增强，一般无明显边界，病灶内仍可见正常脑组织是其特征性表现。

2.脑膜瘤　脑膜瘤约占颅内肿瘤的 20%，是典型的脑组织外成分生长的颅内肿瘤，其好发部位与蛛网膜绒毛分布情况相一致。声像图上一般表现为紧贴硬脑膜、大脑镰、天幕或脑室内的边界清晰、有包膜的高回声病灶。体积较小的脑膜瘤内部回声一般较均匀，而体积较大的脑膜瘤由于常伴有坏死，内部可见低回声区或者无回声区。术中超声能清晰显示 5mm 以上的脑膜瘤，从而避免小病灶遗漏而导致术后复发。

3.海绵样血管瘤　类似于肝内血管瘤，表现为边界清晰的高回声团，内部回声呈"网络样"，其周边没有脑组织水肿带是其与颅内其他恶性肿瘤鉴别的要点。较大血管瘤内部常发生出血、机化，表现为不规则低回声区或无回声区。

4.血管网状细胞瘤　好发于小脑，表现为小脑内的囊实混合性病灶，囊性部分表现为边界清晰、内壁光滑的无回声区，实性部分表现为囊内壁上的高回声结节，部分血管网状细胞瘤只有囊性部分而没有实质性瘤结节。手术中常常只切除了瘤体的囊性部分而遗漏了实质性瘤体部分，而使肿瘤复发。术中超声引导可以帮助外科医生确定手术入路，在瘤结节的边缘打开囊壁，在抽吸出囊液前将实性瘤结节予以切除，防止复发。

5.转移性肿瘤　声像图上一般表现为边界较清晰、内部回声均匀的高回声病灶。肿瘤内部如有液化坏死，声像图上即表现为无回声区。此外，转移瘤周边脑组织水肿明显，表现为脑回增宽，回声增强。颅内转移瘤生长较迅速,CDFI常可显示其内部血流信号较丰富。

6.颅内非肿瘤性病变的术中超声表现   颅内非肿瘤性病变中,实质性病灶以不同原因所致的炎性病变最常见,如炎性肉芽肿、各种寄生虫性肉芽肿,一般表现为高回声病灶,边界较清楚,内部回声较均匀;囊性病灶以蛛网膜囊肿最多见,其次为脑囊肿,另外还有脑囊虫病等。

7.超声在脑血管疾病中的应用

(1)脑动静脉畸形(AVM):为颅内的畸形血管团,有明显的供血动脉和引流静脉,可发生在颅内任何部分。二维超声AVM边界显示不清晰,但是CDFI可清晰显示血管团内丰富的血流信号,确定病变的范围和边界,频谱多普勒可帮助鉴别供血动脉和引流静脉,在供血动脉被结扎后,CDFI显示病灶内的彩色血流信号明显减少。超声造影检查可实时动态观察畸形血管团的充盈过程,清晰显示并区分供血动脉和引流静脉,指导外科医生辨认并夹闭病灶供血动脉,减少病灶切除过程中的出血,缩短手术时间。

(2)脑动脉瘤:术中超声可检测出较大的动脉瘤,对于较小的动脉瘤尤其是深部的小动脉瘤,没有特征性的诊断价值,但仍可为脑动脉瘤手术提供便利。动脉瘤破裂出血形成颅内血肿或出现梗阻性脑积水时,术中超声可引导血肿清除和侧脑室穿刺引流,减少探查过程中对正常脑组织的损伤,缩短手术时间。在动脉瘤颅内外动脉搭桥术中,通过CDFI和频谱多普勒超声可以明确颞浅动脉和大脑中动脉吻合口的通畅情况。在动脉瘤夹闭术中,通过CDFI和频谱多普勒超声的实时监测,反复调节夹闭部位,可以避免瘤颈夹闭不全的发生。

(四)术中引导监测,减少损伤;评估肿瘤切除情况,避免肿瘤残留

手术过程中,由于脑组织漂移,影响定位的准确性,增加手术损伤,术中超声由于其实时性,有助于纠正脑组织漂移,减少手术损伤。肿瘤切除不全是术后复发的主要原因,手术力求在尽量减少正常脑组织损伤的前提下完全切除肿瘤病灶,术中超声可以实时监测手术探查方向有无偏离病灶,并评估肿瘤的切除情况,避免肿瘤残留。在临床应用中,多数病灶的显示效果较为理想,但少数病例由于术中使用双极电凝,创面产生凝结物,干扰残留肿瘤的显示,此时术中超声造影在判断有无残留方面,具有重要作用。

【神经外科术中的介入性超声】

为了缓解颅内高压需放置引流管,术中常常需要进行脑室穿刺,常规的侧脑室穿刺为经验性操作,对于经验不够丰富的青年医师和侧脑室扩张不明显的病例,需要反复操作才能成功。但是借助与探头匹配的专用穿刺架,在超声引导下进行侧脑室穿刺,可一次性操作成功,从而减少反复穿刺造成的脑组织损伤。另外,术中超声还能准确而安全地把脑室镜导入脑室进行相关操作。

第二节　眼部疾病

一、前房及晶状体病变

【前房积血】

外伤所致前房积血,可见前房无回声区内出现细小光点及斑点状回声。如前房塌陷,超声则不能分辨。

【白内障】

外伤或其他原因可使晶状体内纤维组织增多,逐渐混浊,引起白内障。

（一）声像图表现

晶状体肿胀、增厚,回声增强,如累及包囊和核,可出现"双同心圆征"。慢性白内障可发生晶状体钙化而出现强光点、光斑回声。外伤所致白内障,可了解晶状体前后囊膜有无破裂,有破裂时晶状体前或后缘光带中断,其内容物可向前房或玻璃体内脱出。

（二）临床意义

在白内障病例中术前超声检查可测量眼球的前后径,观察晶状体后囊有无破裂,以便于选择适当的人工晶体及植入径路,并排除其他病变如视网膜脱离等。

【晶状体脱位】

常发生于外伤后,可向前或向后脱位。

声像图表现:在玻璃体前晶状体正常位置未能见到晶状体回声。晶状体后脱位时在玻璃体内显示椭圆形晶状体光环回声。

二、玻璃体疾病

【玻璃体积血】

眼外伤、视网膜和脉络膜炎症、肿瘤及血管性病变均可引起眼内出血,积存于玻璃体内。

(一)声像图表现

1.玻璃体无回声区内出现细小光点回声,量较多时可出现强弱不等、形态不一的光团回声,可以局限性或分散分布在整个玻璃体内。

2.玻璃体内光点、光团,有活跃的后运动现象。

3.积血沉积在玻璃体腔下部,可形成厚薄不均的膜状带。外伤所致出血经过一段时间后可被吸收,或者持续存在,形成永久的玻璃体膜。

(二)鉴别诊断

1.视网膜母细胞瘤:玻璃体内出现实质性光团回声,与球壁相连,形态固定。

2.玻璃体机化膜、视网膜脱离等鉴别。

(三)临床意义

眼内出血时,检眼镜多无法窥视,而超声检查可发现出血量多少及分布范围,明确病因,便于治疗后的追踪观察。

【玻璃体机化膜】

较多的玻璃体内炎性渗出物或积血最终将形成机化物,此类机化物除引起视力减退外,还常继发视网膜脱离。

（一）声像图表现

1.玻璃体无回声区内出现强弱不等、粗细不均的条索状光带回声，呈树枝状，主支一端附于球壁，末端游离，后运动不明显。

2.可引起继发性视网膜脱离、眼球萎缩，玻璃体无回声区缩小。

（二）鉴别诊断

需与视网膜脱离、脉络膜脱离、玻璃体积血等鉴别。

【玻璃体后脱离】

玻璃体后脱离是指基底部以后的玻璃体与视网膜相互分离，多为老年变性引起，炎症、出血、外伤等也可导致玻璃体后脱离。

（一）超声声像图表现

玻璃体内连续条带状弱回声，不与后极部眼球壁相连，运动及后运动实验均阳性，运动为自眼球一侧向另外一侧的波浪状运动。彩色多普勒检测：玻璃体带状回声内无血流信号显示。

（二）鉴别诊断

玻璃体后脱离需与视网膜脱离进行鉴别，部分患者可由于后界膜的牵拉导致视网膜破孔甚至视网膜脱离，需注意观察，彩色多普勒血流检测对二者的鉴别有帮助。

三、视网膜疾病

【视网膜脱离】

原发性视网膜脱离常见于高度近视眼、屈光不正等患者，继发性视网膜脱离是由于炎症、肿瘤、外伤、糖尿病等病因所致。由于视网膜色素细胞与神经细胞层间粘连松弛，因炎症、出血或液体积聚等原因致两层分离，形成视网膜脱离，引起视力障碍。

（一）声像图表现

1.玻璃体无回声区内眼球壁光带前方可见脱离的视网膜光带回声，光带凹面向前，后端连于视盘，前端达锯齿缘，眼球运动时，该光带亦随之运动。

2.脱离的视网膜光带与球壁光带间为无回声区,为液化的玻璃体经裂孔流至视网膜下所致,两光带之间的距离可反映脱离的高度。如裂孔较大,大于声束宽度时,可发现视网膜光带连续性中断。

3.根据视网膜脱离程度、范围及时间长短不同可分为部分性、完全性、陈旧性视网膜脱离,分别表现为呈"一"、"V"及"～"形的光带回声。

4.彩色多普勒检测时,视网膜脱离的光带上可见彩色血流信号,多由视盘连接处向上延伸,频谱与视网膜中央动脉相同。而玻璃体内机化膜无血流显示,可资鉴别。

(二)鉴别诊断

视网膜脱离因病因不同而分为原发性和继发性,二者声像图各异,继发性视网膜脱离多由炎症、肿瘤所致,脱离的视网膜下方可出现实质性光团或光点回声,而原发性者多为无回声区。还需与玻璃体积血、玻璃体机化膜、脉络膜脱离等鉴别。

(三)临床意义

超声检查可早期发现视力障碍的病因,确定病变的良恶性,判断脱离部位、程度,追踪观察手术效果,特别是在检眼镜检查窥视不清时,超声诊断视网膜脱离是方便、有效的方法。

【视网膜母细胞瘤】

视网膜母细胞瘤是儿童时期常见的眼内恶性肿瘤,30%的患者发生于双眼,死亡率高。对于儿童患者,应常规双眼探测。

(一)声像图表现

1.眼内实质性肿块回声:玻璃体内可见呈高回声的圆形、半圆形或不规则的光团,与球壁紧密相连。

2.肿块内部回声不均,可呈强弱不等的光团、光点;若有液化,内部可出现无回声区,也可钙化形成强回声光斑,后方伴声影。

3.肿块边缘不规则,表面高低不平、不光滑。肿块大小不等,较大的可占满整个玻璃体腔。

4.玻璃体内可出现继发性视网膜脱离的光带回声。

5.肿瘤可向眼球外生长或向四周浸润性生长,使球壁回声中断,视神经增粗,球后组织正常结构被破坏等。

6.彩色多普勒检测肿瘤内可见斑点或条带状彩色血流信号显示,由基底部伸向内部或包绕肿瘤周边,多呈搏动性动脉频谱。

(二)鉴别诊断

视网膜母细胞瘤最常见的体征是白瞳孔,而另一些儿童眼病也可有类似发现,因此需进行鉴别。

(三)临床意义

超声检查可以鉴别眼球内良恶性病变,明确肿瘤的大小及眶壁视神经是否受侵,鉴别儿童白瞳孔的病因,选择治疗方法及手术适应证。

四、脉络膜疾病

【脉络膜黑色素瘤】

黑色素瘤是成年人最常见的眼内恶性肿瘤,多发生于眼球后极部、近视盘区。临床表现:早期视力减弱、视物变形,观察眼底可见棕褐色隆起物,继之眼压增高,出现头痛、恶心、呕吐。

(一)声像图表现

1.玻璃体无回声区内可见圆形或蘑菇状光团回声,边缘回声较强,光滑、锐利。

2.肿块内部回声不均匀,前部光点密集,偏后接近球壁处回声减弱,似无回声区,出现"挖空现象"。

3.肿瘤内部可出现坏死、钙化而呈强回声,后方伴声影。

4.肿瘤基底部因脉络膜被肿瘤组织代替而出现"脉络膜凹陷"征,即局部眼球壁较周围正常者回声减低。

5.继发改变:伴视网膜脱离时,玻璃体内出现异常光带回声。

6.彩色多普勒检测:肿瘤内部有丰富的彩色血流信号显示,部分从基底部呈分支状进入肿瘤中央,其周边亦常可见血管环绕,其血流频谱呈低阻型动脉频谱特征。有资料表明,检测血管的丰富程度对选择治疗方法和评价疗效有一定的意义。

(二)鉴别诊断

1.脉络膜血管瘤　多位于眼球后极部,呈小的扁平状隆起光团,内光点分布较均匀,无脉络膜凹陷及声影。

2.转移癌　多见于肺癌、乳腺癌转移,呈不规则的光团,基底部较宽,回声不均,有原发病灶存在。

3.脉络膜血肿　多发生于有血管性病变的老年人或眼内手术后,新鲜出血未凝时呈无回声区,陈旧性出血多为光点或光斑,随访可见血肿逐渐缩小。

4.视网膜母细胞瘤　儿童多见,呈圆形或不规则光团,边缘不规整,无脉络膜凹陷及"挖空现象"。

(三)临床意义

超声检查脉络膜黑色素瘤有一定的特异性,能初步鉴别肿瘤的良恶性及侵犯程度,对早期诊断、选择治疗方案有很大帮助。

【脉络膜脱离】

穿通性外伤或手术治疗引起眼内压突然降低,或炎症可致脉络膜与巩膜之间液体积存而分离,称脉络膜脱离,分离部位多位于眼球赤道部之前达睫状体区。

(一)声像图表现

1.玻璃体内出现一个或多个半球形隆起的异常光带,凸面向前,一般在眼球周边部,后界位于眼球赤道部附近,与球壁相连,不与视盘相连,此点可与视网膜脱离鉴别。缺乏后运动。

2.出现脉络膜接触:脱离的脉络膜多位于眼球赤道部之前,如睫状体与前脉络膜均有脱离,相对面的脱离膜可以接触。

3.当合并有视网膜脱离时,玻璃体无回声区出现两层膜状物与球壁分离。其内层为脱离的视网膜光带及视网膜下积液,靠外层即为脱离的脉络膜光带。

4.CDFI:脱离的脉络膜光带上有较丰富的血流信号,与睫状后短动脉频谱特征相同。

（二）**鉴别诊断**

1.*原发性视网膜脱离*　玻璃体无回声区内异常光带多位于眼球后半部，一端与视盘相连；而脉络膜脱离光带多位于赤道之前，不与视盘相连。

2.*黑色素瘤*　多见于老年人，玻璃体内呈实质性、蘑菇状回声区，而脉络膜脱离仅显示光带回声。

（三）**临床意义**

超声检查可及时发现脉络膜脱离的异常光带，与肿瘤鉴别。

五、眼眶疾病

眼眶病变的常见病因有肿瘤、炎症、血管畸形、外伤、先天性结构异常等。

【**眼眶肿瘤**】

根据肿瘤的形状轮廓及透声性等物理特性，将肿瘤性病变分为囊性、实质性、脉管性和浸润性四大类。眼眶肿瘤的超声检查可确定肿瘤的部位、来源及物理性质，根据声像图特征初步鉴别肿瘤的良恶性，并能早期明确眼球突出的病因。

（一）**眼眶囊性肿瘤**

常见的有鼻旁窦黏液性囊肿及眼眶内皮样囊肿。

1.*声像图表现*

（1）眼球后间隙内显示类圆形无回声区，边界清晰，包膜光滑。

（2）囊肿后方回声增强。加压探头，囊肿形态有改变。

（3）皮样囊肿声像图较复杂，呈多样性，内部可呈密集光点回声，或因存在皮脂、毛发等出现强回声光团或钙化光斑，后方可伴有声影。黏液性囊肿内如有脱落上皮可出现散在细小的光点回声。

2.*鉴别诊断及临床意义*　黏液性囊肿由鼻旁窦黏液滞留侵入眶内导致病眼突出；而皮样囊肿常见于青年，因病理内容物来自三胚层组织,声像图较复杂,超声扫查可明确物理性质并能精确定位;还需与眼眶炎性病变如脓肿或肉芽肿等鉴别。眼眶炎性病变有明显的全身或眼局部感染病史,且声像图显示病变部位边界模糊、不规则,内回声不均或有不规则光点光团可资鉴别。

(二)视神经胶质瘤

此为发生于视神经胶质细胞的良性或低度恶性肿瘤,可导致视力障碍,多见于少年儿童或青年人。多起自视神经孔附近,向眼眶内或颅内发展。

1.声像图表现

(1)肿瘤位于球后间隙,沿视神经走行,呈椭圆形或梭形低回声。

(2)肿瘤低回声区内呈分布均匀、细小的光点回声。

(3)肿瘤边界清晰、光滑整齐。

(4)玻璃体暗区内视盘较正常隆起,显示视盘水肿征象。

2.临床意义　超声扫查可根据肿瘤沿视神经走行的生长特征,发现视神经肿大,协助肿瘤的定位、定性诊断。

(三)海绵状血管瘤

此为较多见的眼眶良性肿瘤,多发生于 20～50 岁成年人,较大肿瘤可致眼球突出,影响视力,视盘水肿或眼球运动障碍。

1.声像图表现

(1)眼眶球后间隙可见圆形或椭圆形实质性回声区。

(2)肿瘤内部回声多呈较强回声的光点、光带及间隔的低回声区或小无回声区呈蜂窝状,为大小不等的血窦构成。

(3)该肿瘤有包膜,边界清楚、锐利。其后壁因透声较好而显示清晰,或稍有增强。

(4)彩色多普勒血流显像:常可在肿瘤内部显示斑点状彩色血流信号,收缩期峰值速度较低。

2.临床意义　因海绵状血管瘤声像图具有一定的特征,超声扫查可基本明确诊断,并可准确定位。

（四）眼眶恶性肿瘤

眼眶恶性肿瘤有原发性和继发性,均为破坏性病变,声像图呈浸润性生长特点。

1.声像图表现

（1）眼眶内可见肿瘤实质性回声区。

（2）肿瘤内部回声呈均匀光点或非均质性,或肿瘤内部出现无回声区呈混合性改变。

（3）肿瘤边界不整齐、形状不规则,其后方可因声衰减而回声减低。

（4）眼眶其他组织常受累,视神经、球壁被推挤移位,或受侵犯破坏变形等。

（5）彩色多普勒血流显像:肿瘤内部常可检测到较丰富的动脉血流信号,可由周边向内部延伸呈分支状。

2.临床意义 眼眶恶性肿瘤的超声检查可确定肿瘤的部位及性质,对周围其他组织有无浸润破坏等,有助于选择治疗方案,但应注意与良性肿瘤如血管瘤等鉴别。

【眼眶蜂窝织炎】

此为继发于全身脓毒血症或眼局部感染之后发生的眼眶内组织炎性病变。

（一）声像图表现

眼眶间隙内可见异常回声区,其内回声不均,呈强弱不等的光点、光团及间隔的小无回声区,似蜂窝状。该异常回声区周边不规则,与周围组织界限不清。病灶内液化,脓肿形成时,可见典型的无回声区,内有细小光点,后方回声因透声较好而增强。

（二）鉴别诊断

眼眶炎性病变需与球后间隙肿瘤鉴别,良性肿瘤多有明显而清晰的边界,恶性肿瘤形态不规则、回声不均,动态观察可明确病变性质和治疗效果。

【Graves 眼病】

本病为一种原因不明的全身性疾病的眼眶局部表现,常有双眼突出,亦可表现为单眼突出,可伴有甲状腺功能亢进。

(一)声像图特征

1.本病声像图显示球后间隙较正常增宽,脂肪等软组织回声增多、增强,但无明显的异常占位性肿块回声区。

2.眼外肌肥大:眶壁与软组织间眼肌低回声区增宽,眼外肌增粗,主要累及眼内直肌和下直肌。

(二)临床意义

Graves 眼病超声检查可排除眼眶肿瘤,特别是单侧突眼者,显示眼肌增厚的程度。

【血管性疾病】

眼眶内血管性疾病常见病因是血管畸形和炎症,其中静脉曲张和颈动脉-海绵窦瘘最具超声特异性。

(一)眶静脉曲张

这是一种先天性静脉畸形,临床表现为体位性眼球突出,其他如咳嗽、深呼吸等致颈内静脉压增高的因素均可使眼球突出。

声像图表现:

1.眼球未突出时为正常眼声像图。

2.压迫颈内静脉使眶内静脉充血时,眼球突出,球后间隙内出现一个或多个无回声区,呈扩张迂曲状。

3.彩色多普勒检测可见无回声区内呈静脉频谱的彩色血流信号。

(二)颈动脉-海绵窦瘘

外伤性颅底骨折或海绵窦内段颈内动脉瘤破裂致动脉血直接进入静脉窦,引起眶内静脉充血、扩张和软组织水肿,临床表现为搏动性突眼、杂音。

声像图特点:眼球上静脉扩张,视神经与上直肌之间出现无回声区。用探头加压可见扩张的血管明显搏动,压迫同侧颈动脉可使搏动消失。彩色多普勒显示眼静脉扩张,呈动脉化频谱及双向血流,血流速度增快。用 Valsalva 手法可看到暂时的血流逆转。

六、眼外伤

【眼球破裂伤】

声像图特点:

1.眼球壁光带连续性中断,其间出现无回声裂隙,破口处嵌有无回声的玻璃体,眼球内径较正常缩短。

2.眼内容物脱出,脱出的玻璃体在眼球周围形成无回声区或低回声区。

3.玻璃体无回声区内因出血而出现光点或光斑回声。

【眼部异物】

(一)声像图特点

1.眼球无回声区或眼眶内出现强回声光点或光团,其大小、形态因异物不同而异。

2.因异物的强回声反射使声能衰减,后方出现声影;若异物较大而形态规则(如气枪子弹),其后方出现"彗星尾"征。

3.位于球后组织内的异物强回声,在降低增益后,眼正常结构回声消失而该异物回声仍然存在。金属异物磁性试验阳性。

4.继发改变:玻璃体内因积血机化物形成而出现相应异常光点或光带回声。

5.若伴有眼球壁穿孔破裂,出现球壁光带连续性中断,眼球缩小,失去正常形态。可因感染致玻璃体内出现异常光点回声。

(二)鉴别诊断

1.玻璃体积血　玻璃体暗区异常回声较异物回声低,后方不伴声影,磁性试验阴性。

2.晶状体脱位　玻璃体前未见到正常晶状体回声,玻璃体内显示椭圆形晶状体光环回声。

苦手

（三）临床意义

眼部异物为眼部常见病，超声扫查可明确提示有无异物和准确定位，特别是对X线摄片不能显示的非金属异物的确定和定位有很大价值，并能确定有无球壁破裂、穿通伤，有助于选择治疗方式和手术径路。

第三节　甲状腺疾病

甲状腺是人体最大的内分泌腺，位于颈前下方，气管上部前方，平第5～7颈椎。在气管和食管的前方及两侧，可随吞咽而上下移动，距体表1～1.5cm。甲状腺浅面依次为皮肤、皮下组织、颈筋膜、舌骨下肌群、气管前筋膜，深面为甲状软骨、环状软骨、气管、食管、甲状腺上下动脉、喉返神经、甲状旁腺。甲状腺后外方有颈血管鞘，包括颈总动脉和颈内静脉，为外界定位标志。

甲状腺形态为"H"形或蝶形，分左、右两个侧叶和中间的峡部。甲状腺主要组成结构为滤泡，由腺上皮细胞及胶质组成。甲状腺的生理功能为合成和分泌甲状腺激素、降钙素。

甲状腺血供丰富，甲状腺上动脉来自颈外动脉，甲状腺下动脉起自锁骨下动脉的甲状颈干，10%的人有最下动脉，由主动脉弓发出。甲状腺上、中静脉回流至颈内静脉，甲状腺下静脉回流至无名静脉。甲状腺区淋巴引流至气管、纵隔、喉前及颈部淋巴结。

【检查方法】

（一）常规超声检查方法

检查前无须特殊准备。采用高频线阵式或凸阵式超声探头，频率为5MHz、7.5MHz或10MHz。患者取仰卧位，颈部垫以枕头，头后仰，充分暴露颈部，头可向某侧偏转45°。对活动度大的小肿块可用手指协助固定，以利于检查。

（二）其他超声检查方法

除常规彩色多普勒超声检查外,还有超声造影及弹性成像超声检查。难以对甲状腺病变进行定性时,可采取超声引导下穿刺细胞学或组织学活检。还可在超声引导下囊肿穿刺抽液,超声引导下乙醇硬化治疗等。

【正常甲状腺声像图及常用正常值】

1.*大体形态* 横切时,呈蝶形或马蹄形,边缘规则,包膜完整,境界清晰,两侧叶基本对称,与中央的扁长形峡部相连。气管位于峡部后方中央,呈一弧形强光带回声。通常以气管声影、颈动脉、颈内静脉作为甲状腺内外侧标志。侧叶纵切时,头端较尖,尾端较钝。

2.*内部回声* 中等回声,分布均匀,呈细弱密集的光点,周围肌群为低回声。

3.*大小* 侧叶前后径 $1\sim2cm$,左右径 $1\sim2cm$,上下径 $3.5\sim5cm$。峡部前后径 $0.2\sim0.4cm$。

4.*血流* 甲状腺内彩色多普勒血流显像可见线状或斑点状血流显示,动脉频谱收缩期峰值速度为 $24\sim40cm/s$,舒张期流速为 $10\sim15cm/s$。

【适应证】

颈前下方甲状腺区域疼痛、肿大,或触摸到结节或肿块。

（一）甲状腺肿

1.弥漫性毒性甲状腺肿(Graves病):甲状腺功能亢进。

2.单纯性甲状腺肿。

3.结节性甲状腺肿。

（二）甲状腺炎

1.急性化脓性甲状腺炎。

2.亚急性甲状腺炎。

3.桥本甲状腺炎(Hashimoto甲状腺炎),又称慢性淋巴细胞性甲状腺炎。

4.慢性纤维增生性甲状腺炎(Riedel 甲状腺炎)。

(三)甲状腺囊性病变

(四)甲状腺肿瘤

1.甲状腺腺瘤。

2.甲状腺癌。

【弥漫性毒性甲状腺肿】

弥漫性毒性甲状腺肿又称 Graves 病或原发性甲状腺功能亢进症,临床表现为心悸、无力、手发抖、体重减轻、突眼等症状。

声像图表现:甲状腺弥漫性、对称性、均匀性增大,内部呈密集细小光点,无结节。彩色多普勒显示血流异常丰富,呈"火海"征。双侧甲状腺上动脉血流速度异常增快,其达正常的两倍以上,一般大于 70cm/s 具有诊断价值。突眼者超声显示为球后组织增宽,为脂肪垫水肿所致,同时也可发现眼外肌较正常增厚。

【单纯性甲状腺肿】

单纯性甲状腺肿又称地方性甲状腺肿,临床表现为甲状腺肿大,无明显全身症状。

声像图表现:甲状腺对称性、均匀性增大,可达正常 3~5 倍,表面光滑、边缘饱满,内部回声均匀减低、无结节。CDFI 血流显示未见明显异常。

【结节性甲状腺肿】

结节性甲状腺肿是在地方性甲状腺弥漫性肿大的基础上反复增生和不均匀地复发所致,形成增生性结节及纤维间隔。可分为毒性结节性甲状腺肿及非毒性结节性甲状腺肿,前者伴甲亢表现,后者一般不伴甲亢,后者多见。临床表现为甲状腺肿大或体检发现甲状腺结节,女性多见,年龄较大,病程较长。

声像图表现:两侧叶甲状腺不规则增大,内见多发性、大小不等的结节。结节边界不清楚,无包膜回声,内部回声不均,部分结节呈实质性低回声区,大多数结节内部可出现囊性变。彩色多普勒示血流减少,少数结节内也可见较丰富血流信号。结节周围的甲状腺组织回声多数正常。也可出现纤维增生、钙化等征象,伴彩色血流丰富者为毒性结节性甲状腺肿。超声造影显示病灶周边环形增强,内部低增强。超声弹性成像病灶内部以较软的绿色信号为主。

诊断注意点:结节性甲状腺肿特征是多发结节、易囊性变,4%～7%的结节性甲状腺肿结节有发生恶变可能,必要时采用超声引导下穿刺细胞学或组织学活检。部分结节与甲状腺腺瘤鉴别见表1-3-1。

表1-3-1　**甲状腺腺瘤与结节性甲状腺肿的鉴别**

	甲状腺腺瘤	结节性甲状腺肿
数目	多为单发	双侧,多发性,散在分布
边界	有较光滑、完整的包膜,周边可见声晕	无包膜,边界不光滑
内部回声	较均匀	不均,有低或无回声区
甲状腺组织	腺瘤周围组织正常	病灶周围有或无正常组织

【急性化脓性甲状腺炎】

急性化脓性甲状腺炎由细菌感染引起,可形成脓肿,有明显颈部肿痛及发热症状。

声像图表现:甲状腺局限性肿大呈低回声区,脓肿形成后期则呈液性暗区,内可见细小光点回声。超声引导下穿刺抽吸脓液,既可明确诊断,又可引流治疗。

诊断注意点是诊断此病时要结合患者有明显细菌感染的临床征象。

【亚急性甲状腺炎】

亚急性甲状腺炎又称病毒性甲状腺炎、肉芽肿性甲状腺炎。临床表现:病程为数周或数月,多见于女性,表现为发热、甲状腺中度肿大和疼痛、局部压痛。

声像图表现：甲状腺非均匀性肿大，内有小的不规则低回声区，也可呈高回声区，甲状腺炎症病灶与颈前肌形成粘连，回声减低形成囊肿样改变或"假囊征"。

【桥本甲状腺炎】

桥本甲状腺炎又称慢性淋巴性甲状腺炎。临床常见于女性，病程较长。甲状腺弥漫性肿大、压痛不适，部分患者可有轻度甲亢表现，血中自身抗体滴度增高。

声像图表现：

1.甲状腺弥漫性肿大，尤其是前后径增大，峡部增大特征明显。

2.多数病例甲状腺内部回声较正常减低，或呈片状低回声区，或呈较多小结节状低回声伴纤维化组织增生呈网络状。少数病例可见甲状腺实质性结节或胶质浓缩形成的强光点回声，后期甲状腺缩小、回声增强。

3.CDFI显示低回声区内血流信号增多呈"火海征"，后期甲状腺内血流信号明显减少。

诊断注意点：此病较特征的表现是甲状腺内片状回声减低区及峡部增厚。当出现胶质浓缩形成的点状强回声时，需要鉴别于微钙化，胶质浓缩强光点后方可见多重反射形成的"星花征"，多出现在囊性病变区，局部血流不明显；而微钙化出现在实质性病灶区，后方伴声影，局部血流增多甚至呈分支状。

【慢性纤维性甲状腺炎】

慢性纤维性甲状腺炎又称 Riedel 甲状腺炎，为罕见病，病因不明。正常甲状腺组织几乎全部破坏，仅存少数腺泡，纤维组织增生，包膜纤维化并向甲状腺周围侵犯，使甲状腺紧贴于气管上或与颈部肌肉粘连而不易分离。

声像图表现：甲状腺变小，内部回声增强，分布明显不均匀。CDFI显示血流信号减少，血流速度减慢。

【甲状腺囊性病变】

甲状腺囊性病变中单纯性囊肿少见,多数囊性病变来自于结节性甲状腺肿或甲状腺瘤囊性变。临床无明显临床症状。

声像图表现:无回声区形态规则、边界清晰,可有分隔光带,后方回声增强。部分病例囊内可见出血形成的光团和光点回声。

【甲状腺腺瘤】

甲状腺腺瘤包括滤泡状腺瘤、乳头状腺瘤及不典型腺瘤,占甲状腺肿瘤的 70%～80%。进一步划分,滤泡状腺瘤包括胎儿型腺瘤、单纯性腺瘤、大滤泡腺瘤及小滤泡腺瘤等。乳头状腺瘤又称乳头状囊腺瘤或简称囊腺瘤。20% 的腺瘤属高功能性,可引起甲状腺功能亢进。约 10% 有癌变。临床上多见于 20～40 岁女性,可无明显自觉症状,也可体检时触及甲状腺结节。

声像图表现:

1.滤泡状腺瘤多为实性包块,甲状腺内可见椭圆形低回声区或稍高回声区,边缘光滑,部分周边可见圆环形窄声晕。内部低回声可发生液化、坏死和囊变。腺瘤囊性变时可见不规则无回声区,呈囊实混合性改变。肿瘤周围甲状腺组织回声正常。

2.乳头状囊腺瘤少见,呈轮廓规则无回声区,囊壁较厚,壁上有中等回声的乳头状结构或光团凸向腔内。

3.CDFI 显示腺瘤周边血流较丰富呈环形血流,并向内部发出分支。

4.超声造影显示病灶周边以环形增强为主,内部稍增强,时间强度曲线显示病灶区造影剂消退呈单向曲线。

5.超声弹性成像显示为病灶质地中等或偏软,病灶区呈红色或红蓝相间色彩。少见的甲状腺嗜酸性腺瘤表现为病灶内部回声不均,伴较多强光点回声。

【甲状腺癌】

甲状腺癌好发于 40～50 岁,女性多见,小儿甲状腺结节易出现恶性病变。病理分类:乳头状癌占50％～80％,滤泡状癌占20％,其他有髓样癌、胚胎癌、未分化癌。乳头状癌早期治疗10年存活率高达80％～90％。临床表现为病情进展缓慢,早期症状不明显,也可偶然触及甲状腺结节或于体检时发现。

(一)声像图表现

1.甲状腺内可见局限性低回声区,形态不规则,无包膜,后方可伴声衰减。少数病灶周边可见不完整的、厚薄不一声晕。

2.内部回声不均,可见较多钙化点,呈细小点状或沙粒状微钙化,此钙化对于诊断甲状腺癌是很重要的特征。

3.CDFI显示肿块内部可有丰富的血流信号,尤其是中心部位分支状血流具有特征性。

4.超声造影显示病灶呈非均匀性增强,表现为瘤灶内部分增强明显、部分轻度增强,部分病例造影范围超过二维病灶区,时间-强度曲线显示病灶区造影剂消退呈多向曲线,下降支缓慢。

5.多有颈部淋巴结肿大,淋巴结除了一般转移癌的表现外,比较特征性的表现是淋巴结内可见较多沙粒状钙化灶;淋巴结内部回声不均,呈部分或不规则无回声区。

6.甲状腺微小癌是指直径小于1cm的病灶,其特征不明显,主要还是不规则病灶及微小钙化灶。

7.甲状腺癌超声弹性成像显示为病灶质地较硬,病灶区呈蓝色。此外,还可见异位甲状腺及甲状腺癌。

(二)鉴别诊断

1.钙化 钙化病变的表现对鉴别甲状腺结节良恶性具有特别重要的价值,恶性病变主要表现为细小沙粒状钙化,散在分布于病变内,伴有病灶血流丰富者,更具有特异性。良性病变的钙化多呈片状或条索状,多出现在囊性病变中或周边处。

2.彩色多普勒血流 彩色多普勒血流鉴别甲状腺结节良恶性的重点是注意血流丰富程度及其存在部位,恶性病变血流丰富呈放射状或网状,频谱多普勒峰值高,位置前移。

3.声晕　良性病变的声晕多呈圆环状,宽窄基本一致,CDFI声晕处多显示圆环状血流,恶性病变声晕少见,不完整、宽窄不一,声晕处多不显示血流。

4.囊性变　甲状腺结节中良性病变容易见囊性变,如结节性甲状腺肿、甲状腺瘤等,其无回声区范围比例较大,囊壁尚光滑,恶性病变囊性变少见,无回声区范围小,部分实变区内血流丰富。

第二章　胸部超声诊断

第一节　乳腺疾病

一、乳腺增生症

乳腺增生症是指乳腺上皮和纤维组织增生,乳腺组织导管和乳小叶在结构上的退行性病变及进行性结缔组织的生长。其发病原因主要是由于内分泌激素失调。乳腺增生症是女性最常见的乳房疾病,其发病率占乳腺疾病的首位。近些年来该病发病率呈逐年上升的趋势,年龄也越来越低龄化。据调查约有 70%～80% 的女性都有不同程度的乳腺增生,多见于 25～45 岁的女性。乳腺增生症主要分为单纯性乳腺增生(乳痛症)、乳腺腺病、乳腺囊性增生、乳腺腺瘤样增生。

【临床表现】

乳房的不同部位单发或多发地生长一些肿块,质地柔软,边界不清,可活动,常伴有不同程度的疼痛。尤其在月经前、劳累后或是生气(中医称气郁)等情绪波动时,肿块增大,疼痛加重,而在月经后肿块明显缩小,疼痛减轻。疼痛一般是胀痛,很少有刺痛感。应该提醒的是,乳腺增生有转变为乳腺痛的可能,所以如果患乳腺增生时间较长者则应去医院检查,以便及时诊断和治疗。

【超声表现】

1.单纯性乳腺增生(乳痛症)　超声显示腺体小叶增大,增厚,排列规律,回声光点较强但很均匀。若合并有癌肿块时,可见到在增厚的腺体内有异常的低回声区,形状不规则,内部回声不均匀。若肿块<0.5cm时,和增生组织混杂,无明显边界,难以区分是肿瘤还是增生的结节。当腺体致密,结构紊乱,其超声灰度反差明显,肿块容易显示。

2.乳腺硬化性腺病 常在乳腺内有界限不清的硬结,体积较小,临床上常难以与乳癌相区别,超声表现为腺体致密,结构紊乱,灰度反差明显,无明显包块,易与乳腺癌鉴别。

3.乳腺囊性增生病 两侧乳房同时或先后发生多个大小不等的结节,多呈圆形,质韧,与周围组织界限不甚清楚,但与皮肤或胸大肌不粘连。平时乳房胀痛,月经来潮前3~4天疼痛加剧,但月经一来潮,疼痛立即减轻。有人认为,本病与卵巢功能失调有关。其病程长,增生结节呈间歇性发展。声像图表现:两侧乳房增大,但边界光滑、完整。腺体增厚,结构紊乱,回声分布不均,呈粗大光点及光斑。如有囊性扩张,腺体之间可见大小不等、边缘明显的无回声反射区,其后壁回声增强,为乳腺管扩张,体积以数毫米至1~2cm不等,极少数可更大,形状较规则。

4.纤维腺瘤样增生 是由于间质、腺泡或导管周围不同程度的纤维组织增生、细胞成分较少的玻璃样变的纤维组织所形成的瘤样肿块。声像图表现为单个或多个均匀或欠均匀低回声实质性肿块,周边规则或不均匀,与四周较强回声的乳腺组织形成清楚的边界,无包膜,后方可伴声影,易误诊为腺纤维瘤。

【鉴别诊断】

1.B超检查 因其便捷、经济、无创、无痛等优点成为临床上较常用的检查手段,随着超声影像的发展,高频超声的应用,大大提高了超声的分辨率,能够发现乳腺内的微小病灶,尤其对囊性和实性肿瘤的鉴别,是其他影像学难以取代的。

2.乳腺X线检查 乳腺X线检查是发现早期癌和微小癌的重要手段,但不必要在短时间内反复检查,尤其是青春期、妊娠哺乳期的乳腺对X线敏感,过度暴露会增加乳腺癌的发病率。一般在30岁之前至少

应该行一次钼靶检查,30～40 岁每 2～3 年检查一次,40 岁以后 1～2
年检查一次。对于微钙化的检查是别的影像检查不能比拟的。

　　3.乳腺核磁检查　乳腺核磁检查敏感性很高,特异性中等。因其
价格相对较高,检查时间长,空间相对狭小密闭,所以目前没有普及。
其对于乳腺 X 线加超声检查阴性的微小乳腺癌、术后的复查、假体植入
或注射丰胸乳腺的检查、乳头溢液、高危人群的筛查等方面有很大的
优势。

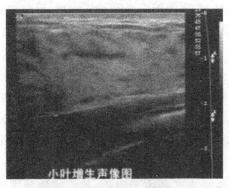

图 2-1-1　乳腺小叶增生

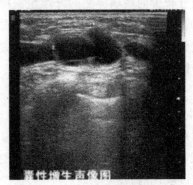

图 2-1-2　乳腺囊性增生

二、乳腺导管扩张症

乳腺导管扩张症是由于乳晕周围的导管阻塞,引流不畅、停滞,继而乳腺导管扩张,导管周围出现无菌性炎症。本病的确切病因尚不明确,多发生于中年妇女,往往有哺乳困难史。

【临床表现】

临床表现为乳晕区曾有过急性炎症,消退后反复发作,乳晕处可扪及硬结,有粘连,反复溢液,长期存在可达数月至数年。多数伴有乳头发育不良或乳头畸形,像乳头内翻、乳头分裂、乳头扁平等,继发细菌感染,形成瘘管,很难愈合。同侧腋窝淋巴结可肿大、质软、有触痛。

【超声表现】

1.乳晕下导管扩张,形成低回声区,呈不规则,有时管腔内可见细弱回声,透声性差,后方回声不增强而往往轻度衰减。

2.病灶位置表浅,常累及皮下脂肪达到皮肤。

3.CDFI低回声区内多见点状血流信号,检出率达100%,血流多位于病灶的中心处。血流速峰值(PSV)在17cm/s左右,阻力指数(RI)<0.70。

【鉴别诊断】

1.本病急性发作期应与急性乳腺炎,乳腺脓肿相鉴别。后者有红、肿、痛现象。炎性肿块边界欠清晰,内部回声增强,分布不均匀。脓肿形成期,边缘增厚而不光滑,回声增强,界限不清,内部为不均质回声区,其中有散在光点及分隔光带。

2.本病应与乳腺癌相鉴别,后者无急性炎症史,肿块多发生于外上象限,逐渐增多并无反复发作等加以鉴别。

3.本病应与纤维腺瘤相鉴别:后者可活动,无炎症,可发生于任何部位。

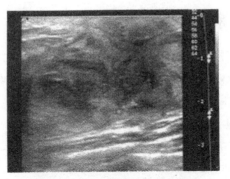

图 2-1-3　浆细胞性乳腺炎二维图

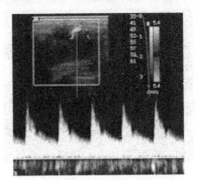

图 2-1-4　浆细胞性乳腺炎血流图

三、乳腺炎

乳腺炎是指乳腺的急性化脓性感染,是产褥期的常见病,是引起产后发热的原因之一,最常见于哺乳妇女,尤其是初产妇。哺乳期的任何时间均可发生,而哺乳的开始最为常见,产后由于金黄色葡萄球菌的感染,而引起急性乳腺炎,如治疗不当或反复感染,可形成慢性化脓性乳腺炎,炎症周围结缔组织增生、增厚,形成肿块。

【临床表现】

1.初起阶段　初起常有乳头皲裂,哺乳时感觉乳头刺痛,伴有乳汁郁积不畅或结块。继而乳房局部肿胀疼痛,结块或有或无,伴有压痛,皮色不红或微红,皮肤不热或微热。全身症状不明显,或伴有恶寒发热,胸闷头痛,烦躁,容易发脾气,食欲不振。

2.成脓阶段　患乳肿块不消或逐渐增大,局部疼痛加重,或有搏动性疼痛,甚至持续性剧烈疼痛,伴有明显的触痛,皮色红,皮肤灼热,并有壮热不退,口渴思饮,恶心厌食,同侧腋窝淋巴结肿大压痛。至乳房红肿热痛第 10 天左右,乳房肿块中央渐渐变软,按之应指,有波动感,局部漫肿发热,压痛明显,穿刺抽吸有脓液,有时脓液可从乳窍中流出,全身症状加剧。

3.溃后阶段　当急性脓肿成熟时,可自行破溃出脓,或手术切开排脓。若脓出通畅,则局部肿消痛减,发热、怕冷症状消失,疮口逐渐愈合。若溃后脓出不畅,肿势不消,疼痛不减,身热不退,可能形成袋脓,或脓液波及其他乳络形成传囊乳痈。亦有溃后乳汁从疮口溢出,久治不愈,形成乳漏。

【超声表现】

1.在炎性肿块上检查时,肿块边缘局部增厚,边界不十分清楚,但回声增强。探头挤压肿块时,局部有压痛。

2.内部回声增强,但分布不均匀。

3.如形成脓肿时,内部呈不均质的无回声区,但边界增厚而不光滑。

4.慢性炎症或脓肿液化不全时,内部可呈现不均质的光点或光团。

5.CDFI 显示:肿块周围及内部呈点状散在血流信号。

【鉴别诊断】

1.应与乳腺癌相鉴别。除参照临床症状及体征进行鉴别外,声像图示乳腺癌为低回声衰减肿块,边界不整,常有浸润。有时两者的声像很相似,难以区分。

2.应与乳腺囊肿相鉴别:后者边界光滑、壁薄,内部呈均匀的无回声区。

3.应与乳腺导管扩张症相鉴别:后者无红、肿、痛症状,但超声显示导管扩张。

4.应与乳腺结核相鉴别:后者病程长,症状轻,应结合全身结核改变来鉴别。

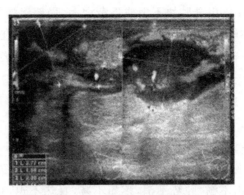

图 2-1-5　浆细胞性乳腺炎

四、乳腺纤维瘤

乳腺纤维瘤是发生于乳腺小叶内纤维组织和腺上皮的混合性瘤,是乳房良性肿瘤中最常见的一种。可发生于青春期后任何年龄的女性,但以 18~25 岁的青年女性多见,好发于乳房的外上部位,约 75％为单发,少数为多发。

【临床表现】

乳腺纤维腺瘤最主要的临床表现就是乳房肿块,而且多数情况下,乳房肿块是本病的唯一症状。乳腺纤维腺瘤的肿块多为患者无意间发现,一般不伴有疼痛感,亦不随月经周期而发生变化。少部分病例乳腺纤维腺瘤与乳腺增生病共同存在,此时则可有经前乳房胀痛。

乳腺纤维腺瘤的肿块好发于乳房的外上象限。腺瘤常为单发,亦有多发者。腺瘤呈圆形或卵圆形,直径以 1~3cm 者较为多见,亦有更小或更大者,偶可见巨大者。表面光滑,质地坚韧,边界清楚,与皮肤和周围组织无粘连,活动度大,触之有滑动感。腋下淋巴结无肿大。腺瘤多无痛感,亦无触痛。其大小性状一般不随月经周期而变化。肿块通常生长缓慢,可以数年无变化,但在妊娠哺乳期可迅速增大,个别的可于此时发生肉瘤变。

【超声表现】

病变呈圆形、椭圆形或分叶状,长轴与乳腺腺体平行,纵横比≥1。边界清晰,包膜完整,可有侧方声影。内部回声均匀,后方回声可增强。探头加压时有一定的压缩性。大部分纤维瘤具有这些典型超声表现。随着病变进展,有些腺瘤发生变性、钙化等,可显示为形态不规整,回声不均匀,与乳腺癌鉴别较难。CDFI 显示多数纤维腺瘤内血流不丰富,仅见点或棒状血流信号。

【鉴别诊断】

乳腺纤维瘤应和乳腺癌、乳腺囊性增生鉴别:乳腺癌多呈低回声,后方回声衰减,探头加压不变形;形态多不规则,边界不清,无包膜,边缘呈锯齿状或蟹足状,向周围组织浸润性生长;周边有不规则强回声晕;纵横比大于 1;肿块内有沙砾样钙化;同侧腋窝有淋巴结肿大;CDFI有穿支血流,呈高速高阻等。

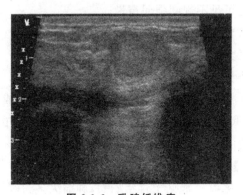

图 2-1-6　乳腺纤维瘤

五、乳腺癌

乳腺癌是女性最常见的恶性肿瘤之一,据资料统计,发病率占全身各种恶性肿瘤的 7％～10％。它的发病常与遗传有关,以及 40～60 岁之间、绝经期前后的妇女发病率较高。仅约 1％～2％ 的乳腺患者是男性。通常发生在乳腺上皮组织的恶性肿瘤,是一种严重影响妇女身心健康甚至危及生命的最常见的恶性肿瘤之一,男性乳腺癌罕见。

【临床表现】

主要临床表现为乳腺肿块、乳腺疼痛、乳头溢液、乳头改变、皮肤改变、腋窝淋巴结肿大。

【超声表现】

1.肿块形态不规则,边界不清,无包膜,边缘成锯齿状或蟹足状,向周围组织浸润性生长。

2.内部多成低回声、实性衰减暗区,分布不均匀,少数呈等回声或者强回声,探头加压肿块不压缩。

3.肿块周边可见不规则强回声晕。

4.肿块内微粒样或簇状钙化。

5.病变纵径大于横径,纵横比大于 1。

6.肿块呈小分叶形态。

7.CDFI:血流多丰富,有新生血管和动静脉瘘,形成高速高阻及动静脉混叠现象(RI 大于 0.7),癌瘤内有穿支动脉血流存在。

8.同侧腋窝有淋巴结肿大,考虑为淋巴结转移灶。

【鉴别诊断】

1.乳腺纤维腺瘤　常见于青年妇女,肿瘤大多为圆形或椭圆形,边界清楚,活动度大,发展缓慢。对于 40 岁以上的女性不要轻易诊断为纤维腺瘤,必须排除恶性肿瘤的可能。

2.乳腺囊性增生病　多见于中青年女性,特点是乳房胀痛,肿块可呈周期性,与月经周期有关。

3.浆细胞性乳腺炎　是乳腺组织的无菌性炎症。临床上60％以上呈急性炎症表现,肿块大时皮肤可呈橘皮样改变。40％的病人开始即为慢性炎症,表现为乳晕旁肿块,边界不清,可有皮肤粘连和乳头凹陷。

4.乳腺结核　是由结核杆菌所致乳腺组织的慢性炎症。好发于中青年女性。病程较长,发展缓慢。局部表现为乳房内肿块,肿块质硬偏韧,部分区域可有囊性感。肿块边界有时不清楚,活动度可受限,可有疼痛,但无周期性。

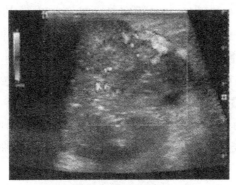

图 2-1-7　乳腺癌

第二节　胸壁疾病

一、胸壁炎症

胸壁炎症包括:软组织、肋骨、肋软骨及其周围的炎症。其中非化脓性炎症以肋软骨炎(Tietze 综合征)为代表,化脓性炎症则包括皮下脓肿、胸大肌下脓肿、穿通性脓胸、肋骨骨髓炎等,无热性脓肿以胸壁结核为代表。

(一)胸壁结核

【临床表现】

胸壁结核病人一般没有明显的全身性症状,但如肺或胸膜原发结核病灶仍有活动性者则可呈现乏力、低热、盗汗、消瘦等结核感染的中毒性症状。

胸壁结核的局部表现主要为结核性脓肿,脓肿在皮下隆起,按之有波动感并可伴有轻微疼痛,但表面皮肤不发红、不发热、无急性炎症征象,因此也被称为寒性脓肿。

【超声表现】

多见于前胸壁、胸骨旁,呈不规则形或哑铃状低至无回声(图 2-2-1),前后铃分别位于胸骨前后,多呈扁圆形或不规则形,内部回声呈虫蚀状。可向皮肤形成低或无回声不规则窦道或向胸膜腔破溃(图 2-2-2)。有死骨形成时,脓肿中可见不规则点状、片状强回声伴声影,伴肋骨破坏时,肋骨外板弧形高回声带不连续或呈大小不等的斑点状强回声伴弱声影。

【鉴别诊断】

1.肋骨或胸骨化脓性骨髓炎　本病也常伴有骨板回声异常,但临床常有败血症或胸部创伤病史,起病急,全身及局部急性化脓性炎变症状明显。

2.胸壁良性肿瘤　一般生长缓慢,无炎症征象,肿块大多数质地较坚硬,无波动感,多呈低回声或等回声。少见的胸壁血管瘤可有波动感。

3.胸壁放线菌病　起病缓慢,病期较长,常伴有病灶区纤维组织增生和窦道形成。

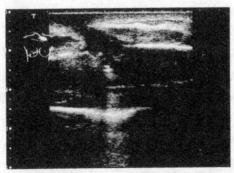

图 2-2-1　胸壁结核肿块呈低回声,边界尚清,内部回声强弱不均

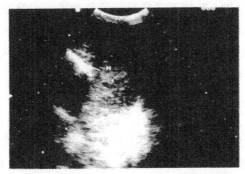

图 2-2-2　胸壁结核向胸膜腔破溃病变回声强弱不均,边界尚清

(二)肋软骨炎

【临床表现】

20～30 岁及 40～50 岁患者多见,左右侧发病率相似,70％～80％为单侧且单发病变。起病缓慢。其突出的临床表现为受累的软骨膨隆、肿大、有明显的自发性疼痛和压痛,局部无红、热改变。常见的病变好发部位为左侧第 2 肋软骨,其次是右侧第 2 肋软骨以及第 3、4 肋软骨。表面皮肤并无红、肿、热等炎症改变。患处疼痛和压痛的程度轻重不等。痛点较为固定、咳嗽、深呼吸、扩展胸壁等引起胸廓过度活动时会加剧疼痛。严重者会牵涉半身疼痛。肋软骨炎的主要症状为局部疼痛。

【超声表现】

肋软骨交界处增大,局部回声减低,透声性较健侧增强,周边部回声减弱,但无液性无回声区出现,高分辨力超声可显示软骨膜增厚。

【鉴别诊断】

1.胸锁关节肿大和疼痛　其病因很多,如关节脱位、化脓性关节炎、风湿性或类风湿性关节炎、创伤性关节炎、肿瘤等。

2.隐性肋骨骨折　常发生于胸部(第 2～4 肋)前胸壁,较局限,仅有轻微疼痛。后期出现骨痂,局部肿胀,容易与肋软骨炎混淆。但肋软骨炎的部位是在胸肋关节处。

3.冠心病 在心肌梗死后常有持续性胸痛。但冠心病胸痛服用硝酸甘油有效,局部用药或阻滞,疼痛无缓解。

4.肿瘤 肋软骨良性肿瘤生长慢,可与肋软骨炎相似,但疼痛和压痛不明显。肿瘤生长较快。X线片可显示骨质破坏。

二、胸壁肿瘤

胸壁肿瘤包括胸部、肋骨、肋软骨及软组织所发生的肿瘤。80％以上为骨性胸壁肿瘤。原发性软组织肿瘤较少见,大部分为良性,常见的有脂肪瘤、血管瘤、纤维瘤、神经鞘瘤和淋巴管瘤等,其中最多见的为脂肪瘤。软组织恶性肿瘤多为肉瘤。原发性胸壁骨肿瘤多位恶性,以软骨肉瘤最多见。良性肿瘤和瘤样病变有软骨瘤、骨瘤、纤维异性增殖症等。

(一)软骨肉瘤

【临床表现】

软骨肉瘤占胸壁原发性恶性肿瘤的45％～60％,30～40岁成人多发。肿瘤发展速度较快,易发生钙化。肋骨或胸骨破坏,向软组织内发展可形成较大肿块,向胸廓内外凸出。可引起病理性骨折。主要临床症状为胸壁肿块和疼痛。

【超声表现】

肋骨或胸骨骨皮质回声中断,肋骨处或胸骨骨髓腔内见梭形或分叶状肿块,早期呈均匀低回声,发生黏液变性时呈无回声,发生钙化时可见散点状、环形或弓形强回声伴声影。早期胸膜回声完整,胸膜受累后回声中断,并出现胸腔积液。肿块压迫邻近肋骨时,可使之变形。

【鉴别诊断】

1.软骨瘤内常有散在沙砾钙化点,但较软骨肉瘤少而小,骨皮质多保持完整,无肿瘤性软组织肿块。

2.骨软骨瘤为附着于干骺端的骨性突起,形态多样,软骨帽盖厚者亦可见肿瘤端部有菜花样钙化阴影。而继发于骨软骨瘤的软骨肉瘤,软骨帽增厚更明显,并形成软组织肿块,其内可见多量不规则絮状钙化点。

3.骨肉瘤易与中央型软骨肉瘤混淆,特别当软骨肉瘤内并无钙化时颇与溶骨性骨肉瘤相似,但若见骨肉瘤具有的特征性肿瘤骨化,以及骨膜反应显著者可予区别。

（二）胸壁脂肪瘤

【临床表现】

脂肪瘤是最常见的胸壁软组织肿瘤,可发生于皮下、肌层间及胸壁内（胸膜外）。脂肪瘤质软,呈扁平分叶状,有少量结缔组织间隔及包膜,与周围组织分界明显,除肿块外,多无明显症状。

【超声表现】

脂肪瘤呈中等回声,内部回声不均伴较多线状高回声,边界清晰或不清,皮下脂肪瘤切面呈扁盘形,肋间发生的脂肪瘤呈哑铃形,部分向外延伸至筋膜下,部分突向胸内。胸壁内面的脂肪瘤,紧贴胸内壁并向肺侧隆起,但肋骨及胸膜回声无异常。

第三节　胸膜疾病

一、胸腔积液

胸膜脏层和壁层之间为一潜在的胸膜腔,在正常情况下,胸膜腔内含有微量润滑液体,其产生与吸收经常处于动态平衡。当有病理原因使其产生增加和（或）吸收减少时,就会出现胸腔积液。胸腔积液分为漏出液和渗出液两类。临床上以结核性胸膜炎常见。

【临床表现】

1.由于原发病、积液的性质和量的不同而不同,积液＜300ml,可无症状,中等量或大量时呼吸困难明显。

2.少量积液时可无阳性体征,中或大量积液时,患侧呼吸运动减弱,语颤消失,积液区叩诊呈浊音或实音,听诊呼吸音减弱或消失,气管、纵隔均移向健侧。

【超声表现】

1.游离性胸腔积液 胸腔积液声像图最基本最重要的征象是胸膜的脏层与壁层分开,两层间出现无回声区。两层胸膜分离的范围与宽度视积液量而定。

少量积液因重力作用下注于胸腔底部,积存于肺底与膈肌之间呈现长条带形无回声区,后侧肋膈窦液性无回声区呈三角形。其形态和宽度随呼吸、体位而变动,具流动性;吸气时肺下叶膨胀,液体被挤压分散,肋膈窦液区变小或消失;呼气时又重现或增大,健侧卧位时液体流向内侧,外侧液性区变小或消失(图2-3-1)。

中等量胸腔积液(液性区上界不超过第6后肋水平),胸水超出肋膈窦向上扩展,压迫肺下叶,液性区范围增大,深度加宽。由于重力作用,坐位呈上窄下宽分布。呼吸及体位变动,液性无回声区的深度和范围也随之改变,胸廓下部液性无回声区深吸气时增宽,胸廓上部变小;呼气时则相反。由坐位改为仰卧位,液性下注至背侧,肺上浮,因此腋后线胸水无回声区最大,腋中线及腋前线胸水厚度减少或消失(图2-3-2)。

大量积液(液性区上界超过第6后肋水平),肺被压部分或全部向肺门纵隔方向萎缩,体积变小,膈肌下移,膈回声光带变平。心脏向健侧移位,大部分胸腔呈液性无回声区,此时呼吸和体位改变,对胸水无回声区厚度影响不大或变化甚微。萎陷的肺呈均匀弱回声,中心部可见支气管的残留气体强回声,深吸气时增多。

胸水的透声性80%是清晰的,多为漏出液或早期浆液性渗出液。约有20%透声性较差,多属浆液纤维蛋白性渗出液、血液或脓液,因此在液性无回声区中,可有长短不定的细纤维带状回声漂浮于胸水中,左侧与纵隔邻近时,可有与心搏一致的有节律的摆动,或者两端与胸膜粘连,大量纤维渗出并沉积在一起,互相构成网络状,常见于结核性及化脓性胸水中。肋膈角回声,在漏出液或初期渗出液,呈锐利清晰三角形;渗出液出现纤维素沉着,胸膜增厚,则逐渐模糊,呈毛玻璃样或肋膈角变钝闭塞。在胸膜上出现乳头状或结节状突起者,多见于肿瘤性或结核性胸水中。

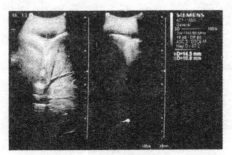

图 2-3-1　少量胸腔积液

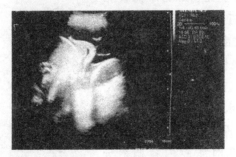

图 2-3-2　中等量胸腔积液

2.局限性胸腔积液

(1)包裹性积液:胸水在胸壁与肺之间,局限于一处,形成大小不等的圆形、卵圆形或半月形无回声区、凸向肺内,与肺野间分界清晰,近胸壁侧基底较宽,两端呈锐角。腔壁增厚,内壁多不光滑,有时腔内有分隔,并可见粗大点状或条索状回声(图 2-3-3)。

(2)肺底积液:从肋缘(剑突)下探测容易显示,无回声区在肺底与膈之间呈条带状或扁平状,凸向膈上,边缘清楚,肺侧边缘回声增强,有包裹时变换体位无回声区大小不变。

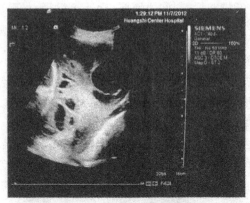

图 2-3-3　包裹性胸腔积液

3.化脓性胸膜炎(脓胸)　急性脓胸多继发于邻近器官感染,如肺炎及肺化脓症,少数由食管穿孔或膈下脓肿蔓延而来。慢性脓胸多为结核性或由于急性脓胸引流不畅延误治疗的结果。脓胸时,胸水呈混浊黏稠脓性,或干酪样,腔壁增厚,常呈包裹性,有时可发生钙化。有时脓腔内容稠稀分层。声像图表现,脓汁稀薄处与一般胸腔积液改变类似,但在无回声区内多有漂动的散在高回声点,随体位变

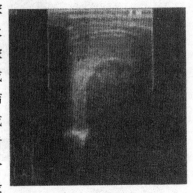

图 2-3-4　脓胸(PE)

动和剧烈振动而移动;脓汁稠厚处,则呈不均匀弱回声或高回声,反复转动病人身体,分层现象消失,代之以弥漫性弱回声,且有漂浮和翻滚现象。壁层及脏层胸膜呈不规则性增厚,回声增强,胸膜钙化时,可见局限强回声并伴声影(图 2-3-4)。

【鉴别诊断】

1.良性积液与恶性积液鉴别　良性积液时暗区内光点较少而弱,分隔光带纤薄易飘动。恶性积液时暗区内光点较密集、粗大、分隔光带

厚薄不均。

2.叶间积液与肺肉瘤鉴别　两者均为透声好的暗区,但叶间积液的液性暗区内无血流信号显示,肺肉瘤的均质性暗区内有血流信号显示。

3.肺底积液与膈下脓肿鉴别　膈肌强回声与肝实质回声不分离,据此可与膈下脓肿鉴别。

4.包裹性积液与胸膜囊肿鉴别　前者无包膜,后者有包膜。

二、胸膜间皮瘤

【临床表现】

胸膜间皮瘤为被覆于胸膜的内皮细胞发生的肿瘤,分局限性纤维性间皮瘤和弥漫性恶性间皮瘤。前者80%为良性,多为单发,30%～50%肿瘤有短蒂,肿瘤呈圆形有包膜,大小不等,最大直径可达30cm。肿瘤坚实,切面呈灰黄色,不向周围侵润,一般不产生胸腔积液。弥漫性恶性间皮瘤常以大片灰黄色肿瘤充填一侧胸腔包围和压缩肺。肿瘤组织为上皮性,可发生出血、坏死。多伴有浆液性、浆液血性或血性胸水和胸膜增厚。容易向膈肌、肺门、纵隔、心包浸润扩展。临床有胸痛、进行性呼吸困难等症状。

【超声表现】

1.局限性间皮瘤　肿瘤与胸壁连接呈圆形或扁平形,有完整包膜回声,内部为较均匀实质性弱回声,有时可见小的囊性变所产生的无回声区和钙化强回声。肿瘤由脏层胸膜向外突起者,肿瘤边缘与胸壁夹角多呈钝角,瘤周的胸膜增厚。当伴有胸水时,肿瘤显示尤为清楚。

2.弥漫性恶性间皮瘤　在胸膜增厚的基础上,可见多中心,大小不等低回声肿瘤隆起,表面凸凹不平。较大的肿瘤内部回声不均匀,发生坏死、出血时可有灶性无回声区,肿瘤后部多有衰减,与胸膜的边界不易分清。常有血性胸水,此时更易见肿瘤突向胸水中的轮廓(图 2-3-5)。

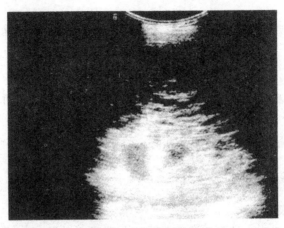

图 2-3-5   恶性间皮瘤

【鉴别诊断】

1.局限性间皮瘤

(1)与周围型肺癌鉴别:肺癌直径较小,无包膜,内部回声低,可随呼吸上下移动而无摆动,肿块与胸壁的夹角成锐角。

(2)与肺炎性假瘤鉴别:炎性假瘤无包膜,内部回声低,可随呼吸上下移动而无摆动,肿块与胸壁的夹角成锐角。

(3)与胸膜囊肿鉴别:通常起源于心包胸膜角,单房。当囊肿内充满细胞碎屑时易误诊为实质性,肿块内若能找到血流,则更支持实质性肿块的诊断。

(4)与包裹性胸腔积液鉴别:肉瘤样型间皮瘤于暗区内可见放射状分隔,易与之混淆。

2.弥漫性恶性间皮瘤

(1)与胸膜转移癌鉴别:后者常有明确的全身其他脏器原发性瘤史,结节回声低,短期内生长较快。

(2)与结核性胸膜炎鉴别:后者仅有胸膜增厚而较少伴有结节样病变,胸腔积液内纤维分隔多而光点较少。全身中毒症状和 PPD 阳性有助于鉴别诊断。

第四节 纵隔疾病

一、畸胎瘤

【临床表现】

纵隔是生殖腺外最易发生畸胎瘤的部位,纵隔畸胎瘤占纵隔肿瘤第二位(20%),好发于上纵隔及前纵隔,可分为囊性、实质性、混合性三种,80%为良性。出生时即可发病,但常于成年后因胸痛、咳嗽或体检时偶尔发现。良性囊性畸胎瘤有完整包膜,边缘光滑,肿瘤内容有黄褐色液体或含毛发黄色皮质物质,除皮肤外,还含有气管或肠管上皮、神经、平滑肌及淋巴组织。囊性畸胎瘤一般呈圆形或椭圆形。实质性畸胎瘤常以实质性结构为主,含液部分较少,呈圆形或不规则分叶状,恶性变的倾向较大。

【超声表现】

1.良性囊性畸胎瘤 肿瘤大部分呈囊性,声像图显示为无回声区,肿瘤外壁光滑清楚,内壁可见实质性的结节状;团块状回声,附着于囊壁并突向囊腔,有时囊肿内容为稀薄液体与油脂样皮质同时存在,两者分层,后者漂浮于上方显示为高回声,身体振动有漂动感。前者显示为无回声区,称为脂液分层征。部分囊性畸胎瘤,油脂液状物充满囊腔,则显示为较均匀类实质回声,周边可有高回声团。肿瘤的后部回声不减弱或增强。

2.良性混合性畸胎瘤 肿瘤外壁光滑,肿瘤内部不均匀,兼有实质回声,回声较高,与肝实质相似和液性囊腔无回声区并存,两者界线较清楚,有时实质内可见强回声伴有声影。

3.实质性畸胎瘤 肿瘤内大部分为实质性较均匀的弱回声,与不规则团块状、斑片状较高回声并存,但肿瘤边界回声清楚,后部回声一般不减弱。含有骨或牙齿时,可出现局限性强回声,伴有明显声影。如肿瘤呈分叶状,内部呈不均匀弱回声,边缘不规则,增大较快合并胸腔及心包积液等时,常为恶性或恶变的表现。

【鉴别诊断】

1.皮样囊肿需与支气管囊肿、心包囊肿鉴别。前者囊肿内可见弱光点,后者暗区内清晰。

2.钙化并非畸胎瘤所特有,在前纵隔的胸腺瘤和甲状腺肿中也可见到。但因 20 岁以下胸腺囊肿和胸腺瘤很少见,故当发现此年龄段前纵隔囊性病变,特别是周边有钙化灶时,应考虑囊性畸胎瘤。此外,在前纵隔肿块内见到牙齿、毛发或成熟的骨骼组织回声时即可诊断为畸胎瘤。

二、胸腺瘤

【临床表现】

胸腺瘤占纵隔肿瘤 20%～30%,占前纵隔肿瘤第一位,多发生于青春期以后,30～40 岁较多,多因重症肌无力、库欣征、发生压迫症状或胸部 X 线检查时发现。胸腺瘤含有胸腺上皮组织和胸腺淋巴细胞,上皮细胞型具有恶性趋势。胸腺瘤为实质性,切面多呈分叶状,内部结构均一,两面光滑,有时发生囊性变、出血、坏死及钙化。恶性者可发生多发性胸膜转移种植。

【超声表现】

1.良性胸腺瘤   声像图上多呈圆形、椭圆形,有时为分叶状,边缘清晰光整,常有明显的包膜回声,肿瘤内部多呈较均匀弱回声,有囊性变时,可有小无回声区,完全囊变成囊肿样改变。有时呈地图状不均匀实质性回声。有钙化灶时,则出现斑点状强回声。

2.恶性胸腺瘤   肿瘤包膜回声消失或断续,边缘回声不规则,内部回声不均匀强弱不一,并有胸膜及远隔转移征象(图 2-4-1)。

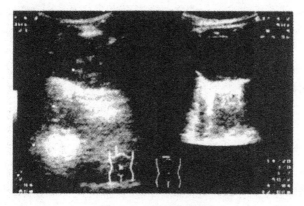

图 2-4-1 **恶性胸腺瘤**

【鉴别诊断】

1.当胸腺瘤囊性变仅残余薄层腺组织时需与胸腺囊肿鉴别。后者无临床症状,壁为厚薄均匀的高回声。

2.前上纵隔低回声肿块伴有库欣综合征时,应考虑胸腺类癌。

3.良性胸腺瘤与恶性胸腺瘤的鉴别见表 2-4-1。

表 2-4-1 **良、恶性胸腺瘤的鉴别**

	良性胸腺瘤	恶性胸腺瘤
形态	圆形、类圆形	类圆形、不规则性
包膜	完整	多不完整
内部回声	多均匀	不均匀
周围脏器侵犯	无	多有
胸腔或心包积液	无	可有

第五节　肺疾病

一、肺脓肿

肺脓肿是肺组织化脓性病变坏死、液化形成脓肿,临床上常有高热、咳嗽、咳脓痰、胸痛等症状。声像图表现如下:

1.病变区早期为类圆形低回声区,内部回声不均匀,边界欠清晰,后方回声稍增强,液化坏死后则出现不规则、数目不等、大小不一、较小的无回声,可呈蜂窝状。

2.慢性脓肿可显示边界较清楚、壁较厚的脓腔。无回声区内有散在的光点回声,脓肿较大,可向肺表面膨隆。

3.脓肿破入支气管,脓腔内出现液平面,下部为无回声区,内有少许回声光点,上部为气体强回声。

二、肺癌

肺癌是常见恶性肿瘤之一,可分中央型和周围型两种。超声探查可显示周围型,因病变发生在肺段以下、贴近胸膜,表面无含气的肺组织遮盖,或者在胸膜与肺癌之间的肺组织有水肿、充血、渗出和实质性改变,超声束可以穿透而显示。声像图表现如下:

1.胸壁软组织及胸膜回声光带的后方可探及肿块回声区,形态不规则、边界不规整,内侧缘常显示虫食样改变。

2.肿块内部回声多呈实质性低回声,也可有非均质性改变,并可出现液化、坏死无回声区,为大小不一、数目不等的薄壁空洞。

3.肿块后方及周围有含气肺组织则呈强回声,并可随呼吸上下移动。

4.病变侵及胸膜胸壁显示该处增厚,回声不连续、不光滑,常伴有数量不等的胸腔积液,此时可见肿块和脏层胸膜光带及肺组织均随呼吸而运动,若粘连明显则活动性差。

5.CDFI 显示肿块内出现丰富的血流信号,多显示短条状和分支状,呈动脉搏动型频谱,血流速度呈低阻型。

三、肺结核瘤

肺结核瘤是结核性干酪样病变被纤维膜包围,直径往往大于 2cm,若贴近胸壁超声可显示。声像图表现如下:

1.病变常呈圆形或椭圆形回声区。

2.内部回声呈实质性低回声,也可见液化坏死小的无回声区和钙化灶强回声光团及声影。

3.边界清楚较规整,有光滑的包膜回声光带。

4.CDFI 一般不显示血流信号。

第六节　冠心病

冠心病系冠状动脉粥样硬化性心脏病的简称,是指由于冠状动脉粥样硬化,使血管腔阻塞导致心肌缺血缺氧而引起的心脏病,它和冠状动脉功能性改变一起,统称为冠状动脉性心脏病,亦称缺血性心脏病。冠心病临床类型包括隐匿型冠心病、心绞痛型冠心病、心肌梗死型冠心病、心力衰竭和心律失常型冠心病及猝死型冠心病 5 种类型。5 种类型的冠心病既能单独发生,也可合并出现,其中以心绞痛和心肌梗死型冠心病最为常见。

M 型超声心动图及二维超声心动图对心脏和大血管的结构、形态、运动状态的异常具有较高的诊断价值;彩色多普勒超声心动图、经食管超声显像、血管内超声显像、心肌血流灌注等超声技术能进一步了解心脏和大血管的结构、形态变化、局部和整体功能,对冠心病的诊断及指导治疗有着重要的临床意义。

心肌缺血的原因主要是由于冠状动脉的粥样硬化限制了对心肌的血液供应；其次是由于冠状动脉的其他病变，如梅毒、炎症、栓塞、结缔组织病、创伤、先天性畸形等导致冠状动脉的阻塞而引起；少数患者也可因冠状动脉的痉挛而产生。

近年来，据临床病理研究证实，发生粥样硬化病变的血管管壁增厚，弹性减退，管腔狭窄或闭塞，相应区域的心肌血供减少或中断；心肌出现肿胀、变性，以致纤维和瘢痕形成，使室壁顺应性下降，严重者出现心室壁僵硬变形，运动减低，局部或整体收缩功能异常，远端缺血区的心肌可出现代偿性的运动增强。

病变可侵犯冠状动脉的 1～3 支，以左前降支多见，其次是右冠状动脉。病变部位好发于血管起始处，程度最严重。远端较少受累，程度亦较轻。

一、冠状动脉及其分支

（一）左冠状动脉

起自主动脉左冠状窦，经肺动脉与左心耳之间走行向前外，随即分为前降支和旋支。左冠状动脉由起始到分叉之间的一段称左主冠状动脉，长度约 0.5～4.0mm。前降支又称为"猝死"动脉，沿前室间沟下行至心尖，向后反转围绕心尖，向上后至后室间沟与右冠状动脉的后降支吻合，其主要分支有对角支、前（室）间隔支、左圆锥支等。前降支主要分布于左心室前壁、室间隔大部及心尖等处。当前降支闭塞时出现左心室前壁心肌梗死，并涉及室间隔前部。左旋支沿冠状沟左行终止于心脏隔面，长短不一，其主要分支有钝缘支、左心房回旋支、后降支与房室结支。左旋支分布于左心室侧壁、后壁（下壁）和左心房，闭塞后可引起侧壁此后壁（下壁）心肌梗死。

（二）右冠状动脉

右冠状动脉自主动脉右冠状窦发出，经肺动脉干与右心耳之间进入冠状沟,向右下行,绕过心右缘至心脏隔面,沿后室间沟行向心尖,其主要分支有窦房结动脉、右圆锥动脉、右心室前支、右缘支、右心房中支、房室结动脉及后降支。右冠状动脉主要分布于右心房、右心室、室间隔后部及部分左心室后壁。当右冠状动脉阻塞时,可发生左心室后壁(下壁)及右心室心肌梗死,如果动脉的梗死部位在窦房结动脉发出之前,病变累及窦房结动脉,则引起窦房结动脉供血不足,可以产生窦性心动过缓、窦性停搏、窦房传导阻滞及各种心律失常。

二、冠状动脉的超声显像

(一)经胸超声检查

正常左冠状动脉起自主动脉根部短轴切面 3～4 点钟位置,内径 3～6mm,管壁厚 1.4～2.0mm,并可见主干分支为前降支和左旋支。将探查切面改变为左心室两腔切面并略作倾斜即可探及沿前室间沟下行的前降支中下段。

右冠状动脉开口在主动脉根部短轴切面 10～11 点位置,内径 2～4mm。将左心室两腔切面稍作旋转,即可显示左心室下壁与膈肌之间沿后室间沟下行的后降支中下段。

1.冠状动脉血流显像　　由于冠状动脉走行多变,迂回曲折,真正成直线的节段很短,能与超声切面平行而被长距离探及者较少,因此,超声探查冠状动脉血流大多呈现或长或短的线段显示。在舒张期冠状动脉内血流显示最为清晰,频谱多普勒检测呈现双期灌注,以舒张期为主,也可见收缩期血流信号。若和收缩期冠状动脉内血流相比较,舒张期冠状动脉内血流持续时间长,峰值血流速度快,流速为 30～80cm/s,收缩期血流速度为 12～20m/s。收缩期冠状动脉内灌注的血流量约占心动周期搏出量的 1/3,舒张期占 2/3,血流方向由心底流向心尖。血管狭窄时彩色血流显示为偏心性不规则细流束,高速、明亮、彩色镶嵌,若动脉管腔完全闭塞,则彩色血流于阻塞部位及远端中断。当冠状动脉发生粥样硬化病变,病变段血管内超声显示受累动脉管壁增厚,回声增强、毛糙、僵硬、内膜不光滑或连续性消失。当管壁局部增厚大于1.3~2.0mm时,应视为早期粥样斑块形成。

2.探查要点

(1)必须看到两条平行光带开口于主动脉左冠状窦。

(2)必须追踪此平行光带出现为左、右分支,呈横置"Y"字型。据此两点,确认为左冠状动脉才比较可靠,因其周围也常见多条与之平行的带状回声,容易混淆。成人左冠状动脉显示率为58%~99%,找到冠状动脉开口的成功率在成年人为90%~99%,小儿达100%。

3.左冠状动脉硬化的超声表现

(1)管状回声不规则,壁回声强而不均,若见钙化则更具诊断价值。

(2)管腔小于或等于3mm,管腔中断或无回声,间隙消失,或走行扭曲变形。

4.左冠状动脉分支 一般只能显示左前降支和左回旋支近端,而且显示成功率远低于主干,技术难度也较大,除小儿川畸病外,诊断价值也随之降低,

5.右冠状动脉 显示的切面与左主干相似,显示成功率高。一般在10~11点位置可找到右冠状动脉开口于右冠状窦,其显示长度可达3~4cm,左冠状动脉主干内径4~5mm。

(二)经食管超声检查

经食管超声检查不受肺气体影响,所用探头的频率较高,一般为5MHz,图像质量比经胸探查好,对冠状动脉的显示比彩色多普勒超声血流显示有明显的优点。

(三)血管内超声探查

血管内超声探查不但可观察管腔内的变化,而且可对管壁结构显示良好(此为X线血管造影所不能),并可通过多普勒对血流状况进行检测。但设备昂贵,检查费用也高,属有创性检查,也不能像血管造影那样使血管呈连续状态,处于探索阶段。

三、冠状动脉节段划分

为了判断心肌缺血的部位和范围,目前采用较多的是将心脏划分为16个节段,包括6个基底段、6个中间段和4个心尖段。这16个节段可用3个短轴切面和3个长轴切面来记录。3个短轴切面为二尖瓣水平短轴切面、乳头肌水平短轴切面和心尖水平短轴切面;3个长轴切面为胸骨旁左心室长轴切面、心尖四腔心切面和心尖两腔心切面。这些切面又互为补充,可对某个节段进行多方位的观察,4个心尖段要用二腔和四腔切面观察分析。这种局部节段的划分与冠状动脉血供之间也存在着密切的关系。

四、室壁节段性运动异常

检测心肌缺血的原则之一是发现心肌缺血段的异常运动。动物试验和临床研究均表明,冠状动脉阻塞导致心肌缺血时,几乎是即刻表现为心肌运动的异常,易被超声显像所证实。这种可逆性的室壁运动异常是心肌缺血敏感而特异性的表现,可作为心肌急性暂时性缺血的早期标志。临床上判断收缩期室壁节段性运动异常多以目测与幅度测量相结合,进行定性与定量诊断。

节段性室壁运动异常或室壁节段运动异常,表现为该节段与邻近正常心肌相比,收缩期心内膜运动幅度及心肌收缩增厚率均降低。

（一）室壁运动的定性分析

用目测定性法观察室壁运动,将室壁运动分为:

1.运动正常　收缩期心内膜向心腔运动幅度及收缩期增厚率均正常。

2.运动减弱　该节段较正常运动幅度减小,收缩期增厚率下降。

3.运动消失　心内膜无运动及收缩期增厚率消失。

4.矛盾运动　该节段运动与正常段相反,收缩期室壁运动背离心腔,甚至形成室壁瘤,收缩期室壁变薄,舒张期向心腔运动。

5.运动增强　运动幅度增强,收缩期增厚率增加。

(二)室壁节段性运动异常的半定量分析

通常采用目测室壁运动记分法。在 16 节段划分法的基础上采用室壁运动记分法对室壁运动的情况进行定量分析,分析每个节段运动是否正常,再根据评分法来判断:室壁运动正常记 1 分,运动减弱为 2 分,运动消失为 3 分,矛盾运动为 4 分,出现室壁瘤为 5 分,运动增强为 0 分。

将各个节段室壁运动记分之和除以参与计分的室壁节段数即为"室壁节段运动记分指数",用该指数半定量评价室壁运动异常的程度。

室壁节段运动记分指数依据室壁节段性运动异常的范围反映和估计心肌梗死的范围。室壁节段运动记分指数等于 1 为正常,若大于 1 提示左心室收缩功能异常,大于 2 则提示左心室大片心肌收缩功能异常,若大于 2.0,急性心肌梗死患者易发生泵功能衰竭。指数越大,表示室壁运动异常的部位越多,程度越重。在节段评分时也有学者将运动消失伴有瘢痕记为 6 分,矛盾运动伴有瘢痕记 7 分,6 分和 7 分只不过是提醒人们注意这些节段不仅出现了运动丧失或矛盾运动,还伴有瘢痕出现,这是因为瘢痕的出现对临床具有一定的意义。

尽管临床实践已证实了室壁运动记分法的准确性与敏感性,若单纯用这种方法作为判断心肌缺血的唯一标准,仍有其一定的局限性。任何一段心室肌的运动都会受相邻心肌的影响,例如当一缺血心肌出现节段性运动障碍时,其相邻心肌受其影响也会出现运动减弱,反之亦然。若正常有力收缩的心肌与缺血心肌相毗邻,则运动增强的节段可使缺血心肌凸向心腔,从而掩盖心肌的异常灌注。总之,仅观察心肌异常运动,所估计到的心肌缺血的范围常常会过大。

(三)收缩期室壁增厚率改变

收缩期室壁增厚异常也被认为是缺血心肌的另一种形式的重要表

现。正常心肌收缩时,室壁厚度增加,当心肌发生急性缺血或心肌梗死时,心室壁收缩期增厚率减低。临床实践证明,收缩期室壁增厚率的变化是反映心肌缺血比较特异的指标。正常心肌在收缩期明显增厚,其增厚率均大于 30%,缺血性心肌节段收缩增厚率明显下降。

(四)室壁运动不协调

正常心脏收缩、舒张时,各节段协调一致,而缺血心肌节段出现运动异常,甚至无运动,被邻近正常心肌牵拉或挤压,呈运动不协调的状态,常显示出顺时针或逆时针方向的摆动或扭动。

(五)室壁运动速度改变

M 型超声心动图可观察到正常节段心肌运动,其收缩期加速度慢于舒张期减速度,即上升斜率小于下降斜率。同时可以看到收缩高峰时间晚于正常心肌收缩高峰时间。

(六)室壁节段性运动异常的范围

心肌梗死的结果是室壁节段运动异常持续存在,根据室壁节段性运动异常的范围能反映和估计心肌梗死范围,而且与组织学梗死大小间有较好相关。

(七)室壁节段性运动的定量分析

定量分析室壁节段性运动异常主要对室壁节段运动和室壁心肌收缩增厚进行定量测定,从而定量评价室壁节段性运动异常的程度与范围,估计梗死面积。

鉴于观察、分析、判断室壁节段性运动异常受二维图像质量的影响,所以观察者的经验依据多带有一定的盲目性和主观性。反映室壁运动的彩色室壁动态显示技术的原理是在超声背向散射的基础上建立的声学定量技术,它分析感兴趣区内各像素的散射回声是组织抑或是血液密度,进而在整个心动周期中确定并追踪组织和血液的分界面。像素内组织变为血流密度提示内膜向外运动,反之,像素内血液变为组织密度提示心内膜向内运动。逐渐彩色编码向内的室壁运动,收缩早期至末期分布为橘黄色、黄色、绿色、淡蓝色。在收缩末期最后一幅图像上各色带从外向内依次排列,其总的宽度代表整个收缩期内膜移位的幅度,所有外向运动编码为红色。这样,一个心动周期中室壁运动变化就能在一幅图像上显示出来,依彩色室壁动态图像色带宽度即心内膜位移幅度来评价室壁运动状态。半定量记分法以内膜位移大于5mm 提示运动正常,得 1 分;位移 2~5mm 提示运动减弱,得 2 分;小于 2mm 提示运动度减低或无运动,得 3 分;反向运动得 4 分。这样,室壁运动的半定量分析变得更为直观、简单、易行。

(八)测定心室壁运动异常的意义

1.**与心电图的关系**　　与心电图反映的缺血区相近,但比心电图更形象。

2.**心肌受损程度与心功能关系**　　计分高者临床症状明显,心功能较差,但有分流、反流时可影响计分。

3.**室壁节段性运动异常与存活率**　　用截头圆锥体公式计算,以占整个心内膜面积之百分比为标准,若≤30％,则患者全部存活;若>35％,60％左右死亡,即预示有高度危险性。

另可计算急性心肌梗死后受损面积有无扩展,若 3 天后发生扩展,预后欠佳。

4.**室壁节段性运动异常与病理性梗死的关系**　　持续的室壁运动异常 95％以上有病理性心肌梗死,运动异常范围与病理性梗死面积存在相关关系。

(九)室壁节段性运动异常的超声表现

1.节段性运动异常

(1)节段性运动减弱:一般左心室壁运动幅度小于 5mm,室间壁运动幅度小于或等于 5mm,即可认为是运动幅度减弱。

(2)室壁运动不协调:正常室壁运动协调一致,当发生局部节段性缺血时,该节段搏动幅度下降,与邻近心肌运动不一致,造成心脏搏动时类似扭动的状态。

(3)收缩、舒张速度改变:正常心肌收缩时,其加速度(M 型超声显示)低于舒张期速度,心肌缺血后,收缩时加速度加快,等于或大于舒张期减速度,同时缺血心肌收缩较正常略有延迟,收缩高峰落后于正常心肌的收缩高峰时间。

2.局部心功能改变

(1)缺血节段局部室壁功能异常:如收缩期室壁增厚率下降,心内膜面积变化率、心内膜弧长变化率减低。

(2)左心室舒张功能异常:可有 2 种改变,在左心室舒张末期压力无升高时,可表现为二尖瓣口血流频谱 E 峰降低,A 峰升高,减速时间延长,E/A<1;若继而出现左心室舒张末期压力升高时,则可出现所谓"假性正常"频谱,此时二尖瓣口血流频谱出现 E 峰增高,上升速度快,下降时间短(即减速时间缩小于 110ms),A 峰降低,E/A>2。肺静脉血流频谱异常有助于识别"假性正常"

(3)其他改变:①反复发生缺血,可引起缺血部位心肌回声不均匀,心内膜回声增强。②左心房扩大。③左心室构形改变,形态失常,心尖变圆钝等。

五、超声心动图负荷试验

心脏的氧耗主要取决于室壁张力、心肌收缩性和心率。负荷试验就是通过以上 3 个环节来增加心肌耗氧量。当存在冠状动脉狭窄时,负荷试验可诱发心肌缺血缺氧,导致狭窄冠状动脉所供血的心肌区域收缩性降低。这种收缩性的改变表现为运动减弱、无运动和反常运动,用超声心动图能实时观察到这种变化。负荷试验诱发的节段性室壁运动异常早于缺血性心电图的改变,而且持续时间也长于心电图的改变。因此,负荷试验诱发的节段性室壁运动异常是心肌缺血的敏感指标。此外,用超声心动图还能评价负荷条件下的整体心脏功能,为冠心病的早期诊断提供了一种全新的方法。该技术安全、可靠、准确、实时,且价格相对低廉,明显优于其他无创性冠心病诊断技术。

正常心脏能适应各种应激状态下急剧增加的供血要求（可从300mL激增至2000mL）。冠状动脉狭窄较轻时,冠状动脉血流量可无明显变化,但在应激状态下却不能满足激增要求,出现心肌缺血。超声心动图负荷试验是用体力运动或药物方法增加心肌耗氧量,使冠状动脉狭窄的供血部位心肌出现缺血,产生室壁节段性运动异常,从而提高对冠心病的诊断检出率。

目前临床应用超声心动图负荷试验包括运动负荷（即体力性）、药物负荷及静态负荷（冷加压试验、握力试验和心房调搏心率）。

（一）运动负荷试验

负荷方法有踏车（包括卧位自行车运动）及平板运动。卧位自行车运动可在运动中追随观察,而平板运动只能在运动前后检查。

1.方法　运动试验前患者卧位做常规超声心动图检查,记录二维切面、左心室长轴切面、心尖左心室长轴切面、心尖四腔切面、心尖二腔切面及左心室短轴切面。在卧位自行车负荷时可连续观察以心尖切面为主的各断面,而踏车只能在运动终止后重复上述各切面。负荷量可参考心电图负荷试验。

2.运动试验适应证

(1)疑有冠心病,但静息时超声心动图正常。

(2)负荷心电图阴性,可疑或疑有假阳性者。

(3)为了明确冠心病缺血区及范围者。

(4)评价手术、介入性治疗的效果或为了解心肌梗死的恢复状况。

3.分析

(1)分析运动试验的结果,包括运动量、运动中出现的症状与心电图的变化。

(2)分析左心室整体与局部对运动负荷的反应。左心室对运动的正常反应是心肌收缩性增强。因此,当运动负荷适当时,运动期间室壁运动不呈现增强,则表明收缩性减弱。若发生节段性室壁运动异常,或尽管有适量的运动量,但没有发生室壁运动增强,表明存在心肌缺血。

如果静息时已存在室壁运动异常且在运动后更为严重,则表明这一区域又发生新的缺血或者为冬眠心肌(严重的慢性缺血状态)。运动后的室壁运动异常与静息时相同,通常与陈旧性心肌梗死有关,但也可能为冬眠心肌。正常人运动后射血分数增加,左心室收缩末期容积降低。

4.运动负荷试验目的

(1)检测冠心病:当静息状态和运动后存在节段性室壁运动异常则为阳性,提示有冠心病的存在。目前多以大于70%的冠状动脉狭窄作为诊断冠心病的标准,在此标准下运动超声心动图诊断冠心病的平均敏感性为84%,平均特异性为87%。有研究显示单支血管病变无心肌梗死、左心室功能正常者,敏感性较低,假阴性多为单支血管病变所致。此外,结合病史、体征、运动心电图还可判断多支血管病变。陈旧性心肌梗死患者运动中心电图 ST 段降低至少 2mm,运动后室壁运动异常更严重,应考虑多支血管病变。

(2)判断疗效:运动超声心动图可用来判断经皮冠状动脉成形术和冠状动脉搭桥术的疗效,成功的经皮冠状动脉腔内血管成形术和冠状动脉搭桥术后,运动超声心动图可显示节段性室壁运动异常消失。此外尚可估测经皮冠状动脉搭桥术后再狭窄和移植血管的狭窄。

(3)估计预后:有研究表明随访运动后无室壁运动异常的患者 2年,心脏事件发生率较低,运动试验阳性者预后差。由于判断冠心病的预后需用较长时间,目前尚未见大样本研究的报道,因此,运动超声心动图估价冠心病预后的价值需要时间来检验。

5.负荷运动超声心动图的优点与不足　近年资料表明,其敏感性范围 74%~100%,平均84%;特异性 64%~100%,平均86%,表明其敏感性明显高于心电图。负荷运动超声心动图存在的问题是运动使肺呼吸快,通气增加,从而使图像质量下降,也很难保持同一切面位置,不利于前后对比。主要局限性是对操作者的依赖性,正确的结果需要有丰富经验的超声心动图医师操作和对图像做出正确的评价。此外,对于肥胖、慢性阻塞性肺部疾病和胸廓畸形患者难以获取满意图像。

(二)药物负荷试验

药物负荷试验已广泛运用于临床,它避免了运动负荷试验图像质量下降的缺点,可以连续监测室壁运动情况,在超声心动图负荷试验中有取代运动负荷试验的趋势。

药物负荷试验使用的药物包括血管扩张剂类及增加心肌收缩性的药物,如多巴酚丁胺、双嘧达莫、腺苷、麦角新碱等,其中多巴酚丁胺最为常用。

1.多巴酚丁胺试验

(1)多巴酚丁胺作用:主要作用于 β_1 受体,对周围血管很少引起节律不齐,对无冠心病者引起血流(冠状动脉)增加,有冠心病冠状运动狭窄者引起异常反应,可早期发现心肌功能失常,用于评价心肌灌注状态。

(2)剂量与用法:静脉分段给药,逐步增加剂量,从 $5\mu g/(kg \cdot min)$ 增至 $30\mu g/(kg \cdot min)$。

(3)结果判断:①达到年龄预测最大心率值的 85%,如果受试者近期有心肌梗死则为年龄预测最大心率值的 70%;②发生新的明显节段性室壁运动异常;③药物达最大剂量;④出现室性心动过速或持续性室上性心动过缓;⑤严重的高血压,收缩压大于 29.3kPa(220mmHg)或舒张压大于 13.3kPa(100mmHg);⑥收缩压明显降低;⑦受试者难以耐受。

(4)试验目的:①检测冠心病。②检测心肌梗死后危险因素分层。③检测存活心肌。④检测冠心病人非心脏手术期间危险因素分层。

(5)注意事项:在用药期间每 2~3min 测一次血压,心电图连续监护,注意病人有无不适症状和心律失常,若有严重反应,立即停药,并注射 β_1 受体阻滞剂,即多巴酚丁胺拮抗剂。

2.双嘧达莫试验

(1)药理作用:双嘧达莫是一种常用的血管扩张剂,能增加冠状动脉血流量,在有一支以上冠状动脉狭窄时,若狭窄明显,用该药后会发生冠状动脉系统血流再分布,狭窄部位因被窃血而产生缺血、心肌缺氧而发生室壁节段运动异常。

(2)剂量与用法:静脉注射 0.56mg/kg,4min 注射完毕,后观察4min,如发生室壁运动异常,则在 2～3min 内静脉注射安茶碱 125～250mg 以拮抗之,并结束试验。

(3)临床意义:双嘧达莫试验诊断冠心病的敏感性 50％～90％,特异性 100％。

(4)注意事项:同多巴酚丁胺。

(三)心房调搏(经食管或静脉)实验

心房调搏加快心率,心房收缩提前,心房收缩时使房室瓣尚处于相对关闭状态,阻止了静脉回流;调搏停止后,静脉及肺动脉压突然明显升高,使心室壁张力加大及心肌收缩加强,心肌耗氧量增加,诱发缺血。

1.调搏程序

(1)负荷试验前 3 天停用对心脏有明显作用的药物。

(2)按常规左心房起搏,自较低起搏率 10～20 次/min 开始,逐步调高至 90 次/min、120 次/min、160 次/min 3 个级次,每级次各负荷 3min。

(3)调搏前、中、后作超声心动图相同切面(同部位)检测。

(4)发生心绞痛时立即停止,发生房室传导阻滞文氏现象立即注射阿托品。

2.适应证　同药物。

3.临床意义　其敏感性接近药物。

(四)超声心动图负荷试验注意事项

1.严格掌握适应证　有不稳定性心绞痛、严重心律失常、严重房室传导阻滞、心肌炎、心包炎、心内膜炎、血压高于 26.7kPa(200mmHg),均不宜做负荷试验。

2.观察指标　根据需要而定,即观察室壁节段运动异常的切面(长轴切面、短轴切面)。据情况重点选定。

3.负荷试验终点

(1)出现新的室壁节段运动异常或原来部位有异常而在负荷后加重。

(2)出现新的预计的最大量。

(3)发生心绞痛。

(4)心电图已有明显 ST 段改变。

(5)血压达 26.7kPa(200mmHg)。

(6)出现室性心律失常。

第三章 腹部超声诊断

第一节 肝脏囊性占位病变

超声显像诊断肝脏囊性病变具有高度的敏感性,能检出直径小于 2mm 的微小囊肿,准确率可达 98% 以上,已成为首选的检查方法。

肝脏囊性病变在声像图上的表现有三大主要征象:

1.边界清晰、完整,与周围肝组织界限分明,外形多呈圆球形或椭球形。

2.内部呈无回声暗区或伴有细弱光点,并可见其移动。

3.具有后壁和后方回声增强效应。

一、单纯性肝囊肿

单纯性肝囊肿多为潴留性或老年退行性变,亦可为先天性。潴留性囊肿由于体液潴留而形成。胆汁潴留性囊肿来源于肝内小胆管的阻塞,阻塞原因可能为炎症、水肿、瘢痕等;黏液囊肿来源于胆管的黏液腺;淋巴囊肿来源于淋巴管的阻塞扩张,多位于肝表面;血液囊肿可由于肝穿刺或外伤后出血造成。先天性者一般认为是由于肝内胆管胚胎发育障碍所致。但二者的鉴别常较困难,一般通称为单纯性肝囊肿。囊肿大小的差别可较大,可为单个,亦可为多个,多个者呈散在分布。本病的检出率与增龄有密切关系。学者对 1391 例健康者检查发现,在 50 岁以上人群中单纯性肝囊肿检出率达 2%~5%。

(一)声像图特征

1.肝脏体积一般不增大,切面形态正常,肝内出现一个或数个圆形或椭圆形无回声区,孤立地存在于肝内。

2.具有典型囊肿声像图特征

(1)囊壁菲薄,边缘整齐、光滑,或呈前壁细薄、后壁为亮弧线、侧壁失落等征象。

(2)内部为清晰的无回声区。

(3)伴后壁和后方回声增强,侧壁声影内收。小的囊肿后方回声增强可呈典型的"蝌蚪尾"征。

(4)位置表浅、体积较大的肝囊肿,当用探头加压时显示可压缩征。

3.囊肿大小的差别可较大,可为单个,亦可为多个,多个者呈散在分布。

4.不典型肝囊肿见于囊肿合并出血或有继发感染时,此时囊内可出现弥漫性细小光点,囊壁也可增厚、模糊不清。

5.彩色多普勒血流检测无回声内无血流显示。

(二)鉴别诊断

1.具有典型囊肿的三大主征,特别是具有后壁和后方回声增强,易与肝内低回声肿块和肝静脉、门静脉横断面图像区别。

2.囊肿呈圆形或椭圆形,与节段性扩张的肝内胆管亦易于鉴别。

3.与其他肝内囊性病变的鉴别如肝脓肿、肝癌液化等。

二、多囊肝

多囊肝为先天性疾病,常有遗传性及家族史。多囊肝常伴有其他脏器的囊肿,包括肾脏、脾脏和胰腺,其中约50%伴有多囊肾。多囊肝的囊肿大小不一,米粒大小至数厘米甚至几十厘米。囊肿数目众多,绝大多数累及全肝,也可仅累及某一肝叶。囊壁菲薄,囊内含有澄清液体,不含胆汁,如合并感染或出血,则囊液可混浊或变红。囊肿周围肝组织可正常。

（一）声像图表现

1.典型的多囊肝,肝脏左右叶普遍性增大,切面形态失常,表面不规则。轻型患者,肝脏形态、大小改变不明显,切面形态大致正常。

2.肝内密布多个大小不一的圆形无回声区,小者数毫米,大者数厘米,以 2～5cm 多见。边界清晰,一般圆形无回声区之间互不连通。严重者肝实质及肝内管道结构显示不清。

3.多囊肝常与多囊肾、多囊脾等其他内脏的多囊性病变合并存在,50％以上合并多囊肾。

4.彩色多普勒血流检测无回声内无血流显示。

（二）鉴别诊断

大多数多囊肝的声像图表现典型,超声诊断较为容易,若同时伴有其他脏器如肾、脾等多囊性病变,即可确诊为多囊病。在鉴别诊断上须注意本病以下几方面的特点:

1.本病多见有遗传性及家族史,变化一般缓慢。

2.肝脏体积普遍性增大,形态失常。

3.肝内呈广泛分布的大小不等的液性暗区,且互不连通,多不能显示"后方增强征"。由于囊肿相互靠近,穿透上方一个囊肿的声束落入下方一个囊肿的液区之中,而此液区内无任何界面,不会发生反射或散射现象,致使其上方一个囊肿的后方回声增强征不予表现。

4.多可同时检出其他脏器内的囊肿。

三、肝脓肿

肝脓肿是由于阿米巴原虫或细菌感染引起,一般的病理变化过程为:炎症(阿米巴肝炎)→部分坏死液化→脓肿形成。阿米巴的溶组织酶直接破坏肝细胞、原虫大量繁殖阻塞肝静脉等造成肝组织梗死,形成脓腔较大,且多数为单发性。细菌性肝脓肿系由化脓性细菌如大肠杆菌、葡萄球菌及链球菌侵入肝脏所致。其侵入的途径包括门静脉、胆道系统、肝动脉,以及邻近组织的直接侵入等。细菌侵入肝脏后引起炎症反应,多形成较多的小脓肿,亦可融合成较大的脓腔。脓腔的中心为脓液和较多的坏死组织,其外周可有纤维组织包裹。

(一)声像图表现

1.二维声像图　肝脓肿声像图依据不同病变阶段而有不同表现。

(1)脓肿早期:此期脓肿尚未液化,其边界模糊不清,声像图显示病灶局部为不均匀低回声区,无清晰的壁,后方回声增强,内可见不规则的无回声区,动态观察短期内(1周左右)有明显变化。

(2)脓肿液化不全期:此时脓肿部分开始液化,主体呈无回声区,其内有光团状回声,脓肿边界渐清楚,内壁不光滑,有后方回声轻度增强。

(3)肝脓肿液化期:此期为典型肝脓肿,脓肿大部或全部液化,呈圆形或椭圆形无回声区,其内有少许光点回声,周边轮廓清晰,内壁光滑,伴后壁和后方回声增强,侧边声影内收。

(4)肝脓肿愈合期:此期脓肿逐渐缩小,呈边界清晰的回声减低区,或同时有不清晰的残存光团回声。

(5)慢性厚壁肝脓肿:此型脓肿内含有的坏死物较多,呈不规则光团、光点回声,无回声区小,脓肿壁的光带回声强而增厚,后方回声有轻度增强。典型脓肿常有伴发征象,如右侧膈肌活动受限和反应性右侧胸腔积液等。

2.彩色多普勒血流显像　大多周边可见血流信号,早期内部也可见斑片状血流信号,但血管形态正常,多呈动、静脉频谱。

3.超声造影　肝脓肿动脉期呈不均匀或以周边为主的高增强,内部呈分隔状增强,分隔间为无增强的坏死液化区。门静脉期及延迟期增强区减退或呈等增强。肝脓肿的增强模式与肝胆管细胞癌具有一定程度的相似性,结合临床资料有助于鉴别诊断。

(二)鉴别诊断

肝脓肿声像图表现与脓肿的病理过程和坏死组织的复杂结构有关,某一次超声检查常只反映脓肿由形成至吸收、愈合演变过程中的某一阶段声像图变化。各个阶段的病理变化特征不同,使肝脓肿声像图表现复杂。因此,在肝脓肿的诊断中密切结合病史与体征动态观察至关重要。

　　阿米巴性肝脓肿与典型细菌性肝脓肿的鉴别诊断需依靠病史,前者起病多较缓和,有阿米巴痢疾史。后者起病多较急,常伴高热、肝区疼痛、血常规白细胞和(或)中性粒细胞增高。

四、肝包虫病

　　肝包虫病即肝棘球蚴病,因吞食棘球绦虫虫卵后,其幼虫在人体内脏寄生引起。70%～80%寄生在肝脏,肺次之。包虫病在我国有两种,即细粒棘球蚴和泡状棘球蚴,主要流行于新疆、甘肃等牧区,其他地区也有散在分布。

　　肝包虫病可分布为单个囊肿,也可为多个囊肿群集于一处。由寄生于肝内的蚴虫发育所形成的囊腔,外层形成纤维包膜,构成棘球蚴外囊。另有囊壁并分化为两层:其外层形成角化层,无细胞结构,呈粉皮样。内层为生发层,生发层的细胞可以不断芽生出具有空腔化作用的细胞,随着生长发育,空腔逐渐扩大为生发囊腔,即母囊。在母囊壁上又可产生数量不等的带有吸盘、小钩的原头蚴,发展为子囊、孙囊。子囊、孙囊破裂后,大量头节进入囊液,聚集成囊砂。泡状棘球蚴在肝内以群集的小囊泡向周围组织浸润扩散,囊泡体积小,一般不超过 3mm,在肝内形成肿块状或弥漫性结节状损害,在较大的病灶中可发生变性、坏死,形成液化腔,外形不规则,没有明显的囊壁。

(一)声像图表现

　　1.肝包虫囊肿的典型表现:囊壁较厚,呈双层结构,内层为内囊,欠规则,外层为外囊,光滑,回声强。若为新近发生的肝包虫囊腔,则呈饱满的球形单腔囊肿,内无子囊形成的小囊,当内囊脱落后,囊腔内出现漂动的不定形膜状回声带:当子囊进入囊腔后,便发育成多个大小不等的小囊,积聚于大囊内,形成"囊中之囊"的特征性改变。小囊间及大囊内可见囊砂形成的大小不等的粒状强回声,改变体位时可有移动征。

有囊壁钙化者,在囊壁局部可出现斑片状或弧状强回声,伴有声影。

2.类实质性回声多由肝泡状棘球蚴的无数小泡性囊肿集合而成,因囊壁回声强而密集,周围有较多间质,故多表现为类实质性团块回声,或由肝包虫病继发改变即肝包虫衰老或自然死亡,内囊、子囊退化,合并感染,使囊肿完全失去囊性特征,类似实质性。需注意与肝肿瘤鉴别。

3.彩色多普勒血流检测:内多无血流显示。

(二)鉴别诊断

肝包囊虫病的诊断需根据流行病学资料,超声显示肝脏内有典型的双囊征,囊中之囊,囊中有不定型膜状回声,或囊内有囊砂征等征象,结合 Casoni 试验或血清学检查阳性结果,即可确定诊断。部分声像图不典型的肝包虫病应注意与肝内其他囊性病变相鉴别。但疑为肝包虫病囊肿时切勿做穿刺抽液检查,以免囊液外溢,发生其他部位的种植。

五、膈下或肝周脓肿

膈下间隙为位于横膈之下、横结肠及其系膜以上的一个间隙。肝脏居于其中,肝脏至横膈间的间隙为肝上间隙。肝上间隙又被镰状韧带分为肝右上和肝左上间隙。肝右上间隙又被右冠状韧带和右三角韧带分为肝右上前间隙和肝右上后间隙。肝下间隙又被肝圆韧带和静脉韧带分为肝右下间隙和肝左下间隙。发生在上述间隙的化脓性病灶均称为膈下脓肿。

(一)声像图表现

膈下脓肿系在肝脏和右半膈肌之间有一边界清晰、呈新月形或梭形的无回声区,其大小不一,无回声区内显示有间隔及较多的碎屑回声,相应之肝包膜回声凹陷。脓肿若穿破膈肌,其回声线中断,相应胸腔内出现无回声区。

彩色多普勒血流检测其内无血流显示。

（二）鉴别诊断

靠近膈顶部及肝下部的肝脓肿易与膈下和肝下间隙脓肿相混淆，应予鉴别。

六、肝血肿

肝血肿多为外伤性、肝切除术或肝穿刺术后形成。

（一）声像图表现

1.二维声像图　肝血肿的声像图表现常根据损伤的程度不同而分为三类。

Ⅰ型（包膜下血肿）：肝包膜下见不规则或范围较广的扁形的无回声区。

Ⅱ型（真性破裂）：肝包膜回声连续性中断，肝实质内血肿声像图呈混合型，由血凝块的高回声及血聚区的无回声形成，无明显腔壁。腹腔及盆腔可探及积血所致的无回声区。

Ⅲ型（中央型破裂）：肝中央部出现无回声区或混合型回声，新鲜血肿（1～2小时内）内部多为无回声暗区。一般2小时以上可有血凝块形成的条块状高回声及血聚区的无回声混合图形。当血肿内某些白细胞成分分解后，在血聚区内形成多数细小颗粒状回声。继发感染时，则与肝脓肿声像图相似。慢性血肿可机化，形成肝内不规则的回声增强区，需注意与肝内其他占位性病变鉴别。

2.彩色多普勒血流检测　内部无血流显示。

（二）鉴别诊断

肝脏外伤或手术后形成的血肿或假性动脉瘤因二者的处理方法不同，故在临床鉴别诊断上有重要意义。二维超声检查时均可在肝实质内出现不定型或不规则的无回声区，内部可由血凝块所形成的条块状高反射及少许细小光点，呈混合型图像。彩色多普勒血流检测可鉴别肝血肿与假性动脉瘤。假性动脉瘤内见红蓝相间的血流信号，或可检出伸入其内的血管，脉冲多普勒可显示高速的湍流频谱，而血肿内无血流信号。

七、肝内其他几种囊性病变的鉴别诊断

(一)肝脏囊性肿瘤

肝脏囊性肿瘤包括肝囊性乳头状腺瘤(或癌)、肝黏液瘤(或癌)及皮样囊肿等,但均非常少见。

1.二维声像图

(1)肝囊性乳头状腺瘤(或癌)其声像图表现为肝脏体积常有增大,肿块边界清楚,内部呈无回声区;内壁不整齐,有乳头状高回声团向无回声区突起;有后壁和后方回声增强。

(2)肝脏黏液瘤(或癌)多与腹膜黏液瘤同时发生,声像图显示巨大结节融合而成的肿块,表面隆起,呈分叶状,边缘与肝组织分界不清,内部呈多个大小不等的圆形或椭圆形高回声团,其间有大小不一的无回声区。肝脏体积增大,常与腹膜腔的无回声区连成一片。

(3)肝脏皮样囊肿属良性畸胎瘤,其声像图为肿瘤边界清楚、有完整包膜的回声。皮样囊肿内部呈无回声,有细小的光点漂浮或出现典型的脂-液分层征,或见带状、团状强回声。

2.彩色多普勒血流检测 肝囊性乳头状腺瘤(或癌)及黏液瘤(或癌)内高回声团区可见血流信号。肝脏皮样囊肿内无血流信号。

3.超声造影 肝囊性乳头状腺瘤(或癌)及黏液瘤(或癌)周边呈环形增强,内部高回声团区可见造影剂填充,回声强度高于或等于周围肝组织。肝脏皮样囊肿周边可呈环形增强,内呈无增强。

应注意的是,超声检查很难鉴别是肝囊性乳头状腺瘤或黏液瘤还是癌,但临床治疗均首选手术切除。

(二)肝内血管病变所致的囊状扩张

主要包括门静脉瘤、肝静脉瘤和肝动脉瘤等。

1.门静脉瘤 门静脉分支局限性扩张呈纺锤状或小囊状且内径大于2cm称为门静脉瘤或门静脉瘤样扩张。其病因目前尚有争议,主要与下列因素有关:

（1）先天性因素

1）门静脉内壁的改变在门静脉正常压力下最后引起扩张。

2）胚胎发育卵黄静脉（脐静脉）异常，残存一憩室，扩大形成瘤样扩张区。

（2）后天性因素

1）由于急性胰腺炎，胰酶的释放消化了部分门静脉壁，薄弱的部分门静脉壁扩张而形成。

2）慢性肝病门静脉高压引起，文献报道即使在没有肝内外阻滞情况下，门静脉高压本身也可形成。

2.肝静脉瘤　本病多为先天性，或称肝内静脉窦扩张症。由于肝静脉发育过程中局部管壁薄弱所致，亦可因数支小静脉在同一部位汇入单支静脉而致局部血管腔的扩张，临床常无症状。

3.肝动脉瘤　肝动脉瘤是除脾动脉瘤之外第二个常见的内脏动脉瘤和假性动脉瘤，多见于男性，而且多为单发。患者常无症状，但可有右上腹疼痛、黄疸或有破裂表现。破裂后血液多进入胆道系统或腹腔内，有很高的死亡率，及时处理至关重要。血管造影所见的多数肝动脉瘤是在肝外动脉，肝内的假性动脉瘤常发生于腹部的钝挫伤或穿通伤后，例如，肝活检、经皮肝胆道引流、经皮经肝胆道造影、胆囊切除或其他胆道手术后。其次，还有罕见的遗传性出血性毛细血管扩张（HHT）或称 Osler-Remdu-Weber 病。

上述肝内血管病变，在二维超声图像上均可表现为一个或数个小的无回声区，内径多大于 2cm，呈梭形或圆形，无明显包膜回声；该无回声区与相应的血管走行相连续。

该类病变的检查主要依赖彩色多普勒和脉冲多普勒超声。彩色多普勒可在这些局限性扩张的血管区内敏感地显示其彩色血流信号，并可观察其与相应血管的连续性。脉冲多普勒可在异常血流区域显示频谱图形。根据其不同的频谱形态，可准确地判断系门静脉瘤、肝静脉瘤或肝动脉瘤。

（三）肝内血管性病变与非血管性病变的鉴别

肝内扩张血管的横断面（包括门静脉、肝静脉等）和局限性的瘤样扩张等，主要应与局限性肝内胆管扩张鉴别。二维图像上均可呈圆形或椭圆形无回声区，但血管性者无后方回声增强，而非血管性者（包括扩张胆管）则有后方回声增强。彩色多普勒检查血管性者其内有彩色血流信号显示，并可检出血流频谱。非血管性者则无此表现，易于做出判断。

【临床意义】

超声可以准确地识别直径 3～5mm 及以上的肝内囊性病变，易将其与肝实质性病变加以鉴别，同时可以显示囊性病灶的形态、数目和部位；据不同声像图特征对囊性病变多可做出病理诊断，如肝包囊虫病超声能清晰显示具有特征性的内囊所构成的"双囊壁"征或内部的"囊中之囊"等结构即可区别于其他囊性病变。超声检查已成为临床诊断肝脏囊性病变首选的方法，对某些需穿刺抽液和置管引流的病例超声亦能准确地定位引导，具有重要的实用价值。

第二节　胆囊疾病

一、胆囊结石

胆囊结石是最常见的胆系疾病。胆囊结石可能是由于多种因素使胆固醇和胆色素代谢障碍、沉积形成结石，按结石所含的主要化学成分不同可分为胆固醇结石、胆色素结石和混合性结石。国内以混合性结石及胆色素结石多见。临床上多表现为右上腹隐痛、饱胀及消化不良。有的可无明显症状，当结石阻塞胆囊管时可引起胆绞痛。

【声像图表现】

（一）典型声像图表现

典型的胆囊结石有三个特征：

1.胆囊腔无回声区内可见一个或多个强回声光团或光斑。

2.强回声团后方伴有清晰的声影。

3.可随体位变化而移动。

(二)非典型声像图表现

1.胆囊内充满结石,胆囊无回声区消失,多个切面扫查胆囊区可见一恒定的弧形强光带,后方伴宽的声影。如合并慢性胆囊炎,胆囊壁增厚,可形成囊壁结石声影"三合征"(WES征),此特征具有较高的诊断价值。

2.胆囊泥沙样结石:胆囊无回声区内见强光点回声,呈带状沉积于胆囊后壁,后方伴有相应的宽大声影。改变体位时,强回声带因结石移动可重新分布。当结石细小、疏松,沉积层较薄时,可无明显声影,此时改变体位,结石可迅速移动。

3.胆囊颈部结石:在胆囊颈部可显示结石强回声团,后方伴声影。结石较小或未嵌顿时,左侧卧位或胸膝卧位可使结石向胆囊体、底部移动,提高检出率。若结石嵌顿于胆囊颈部,多表现为胆囊肿大,在颈部强回声光团后方有清晰的声影。

4.胆囊壁内结石:胆囊壁可局限性增厚,胆囊黏膜下可见一个或多个2～4mm大小结石强回声斑点,其后常伴"彗星尾"征,不随体位改变移动。

【鉴别诊断】

1.胆囊充满型结石应与肠内容物或气体回声与胆囊重叠相鉴别,充满型结石多个切面表现为恒定的强回声,且声影清晰、整齐。而肠气强回声团的形态不固定,后方声影混浊,呈多重反射的回声带,肠内容物及肠气可随肠蠕动而移动。

2.泥沙样结石应与胆囊内炎性沉积物及胆汁淤积、浓缩胆汁鉴别。泥沙样结石颗粒回声强、粗大,改变体位时移动速度较快,并有较明显声影,而后者颗粒细小,回声较弱,后方无声影,移动速度较慢。

3.胆囊颈部嵌顿结石应与肝门部气体强回声、肝门部钙化淋巴结及颈部粗大的折叠黏膜皱襞的强回声相鉴别。颈部嵌顿结石,胆囊可肿大,颈部强回声且伴有清晰的声影,而颈部折叠虽后方也可有轻度声影,但多方位扫查其长轴可呈条状强回声。

4.胆囊壁内结石:应与胆囊小息肉鉴别,前者有典型的"彗星尾"征,后者无此特征。另外,胆囊炎胆囊壁腺体阻塞形成的小囊肿及小脓肿,其由于多重反射形成后方带"彗星尾"征的强光斑,应与真正的壁间结石鉴别;胆囊腺肌增生症由于罗-阿窦扩张形成的"彗星尾"征,也应注意与壁间结石鉴别。

【临床意义】

超声对胆囊结石的诊断符合率高达95%以上,典型的胆囊结石诊断正确率几乎为100%。在胆汁充盈状态下,小至1mm的结石超声亦能显示,尤其对X线造影胆囊不显示的填满型结石或颈部结石的病例,超声检查可明确诊断,因此超声检查为胆囊结石的最佳诊断方法。

二、急性胆囊炎

急性胆囊炎系常见的急腹症之一,多因结石阻塞、细菌感染、胰液反流等病因引起。炎症较轻时,仅胆囊壁因黏膜充血、水肿、渗出有不同程度的增厚,胆囊稍肿大。炎症严重时,累及胆囊壁全层,形成化脓性胆囊炎,胆囊壁明显增厚和胆囊肿大,并有脓液渗出。更严重者可致壁坏死穿孔,胆汁流入腹腔,形成膈下脓肿和胆汁性腹膜炎。急性胆囊炎的临床症状因病情轻重可有不同,轻者可有右上腹疼痛、低热及消化不良。重症者则有右上腹绞痛、寒战、高热、恶心、呕吐,个别病例可有腹膜刺激症状。

(一)声像图表现

1.胆囊肿大,尤以横径增大明显,横径≥3.5cm,胆囊边缘轮廓线模糊。

2.胆囊壁弥漫增厚>4mm,毛糙,呈"双边影"。

3.胆囊无回声区内可出现稀疏或密集的细小或粗大斑点状、云絮状回声,后方无声影,为炎性物质所致。

4.由结石阻塞引起的急性胆囊炎,可在胆囊颈部见到结石强回声及声影。

5.胆囊穿孔时可见胆囊壁连续性中断,胆囊有所缩小,胆囊周围有不规则无回声区。

6.超声墨菲征阳性,即探头探触胆囊表面区域时有明显触痛。

（二）鉴别诊断

急性胆囊炎胆囊壁增厚应与急性肝炎、肝硬化、低蛋白血症、心力衰竭、肾脏病等引起的胆囊壁增厚或呈"双边影"进行鉴别,后者这些疾病均有相应的临床表现及实验室检查异常结果,可与之鉴别。

胆囊腔内胆汁淤积的细小光点群也可与胆囊内炎性沉积物鉴别。前者多见于长期禁食、胆道梗阻的患者,胆囊区无疼痛病史,超声墨菲征阴性可予以鉴别。

（三）临床意义

超声可清晰地显示胆囊的大小、壁的炎性增厚,胆囊腔内积脓及有无并发症发生,对急性胆囊炎的诊断准确性高,且迅速方便。为临床治疗方案提供了可靠依据,在治疗中还可进行随访观察。

三、慢性胆囊炎

慢性胆囊炎可由急性炎症反复发作迁延而来,常伴有结石存在,胆囊壁因纤维组织增生和炎性细胞浸润而增厚,肌肉纤维萎缩,使胆囊收缩功能减退。大部分病例胆囊有增大,少数病例胆囊缩小变硬,囊腔变窄。慢性胆囊炎临床表现多不典型,可有腹胀、厌油等消化不良症状。

（一）声像图表现

1.轻型慢性胆囊炎,胆囊大小可正常,仅胆囊壁稍增厚（>4mm）。

2.慢性胆囊炎胆囊多肿大,囊壁呈均匀性增厚的强回声。与周围粘连时,边缘轮廓模糊不清。

3.胆囊无回声区内可出现中等或较弱的沉积性团块回声,随体位改变而缓慢移动和变形,后方无声影。

4.慢性胆囊炎后期胆囊可萎缩,胆囊缩小,囊腔变窄,壁增厚回声强,边界模糊不清。如合并有结石,可以出现囊壁-结石-声影三合征(WES 征)。

5.胆囊收缩功能减弱或丧失。

(二)鉴别诊断

1.慢性胆囊炎囊壁增厚应与厚壁型胆囊癌相鉴别。后者增厚的胆囊壁厚薄不均,内壁线多不规则。

2.在判断胆囊壁增厚时,应注意排除未按医嘱禁食或其他疾病引起的胆囊壁增厚。

3.胆囊萎缩形成的强光团及 WES 征时应与肠气回声相鉴别。后者随肠蠕动可变化,且"声影"混浊。

四、胆囊腺瘤

胆囊腺瘤是最常见的胆囊良性肿瘤,发生于腺上皮,病理上分为单纯性和乳头状腺瘤。体积较小,一般无临床症状,若迅速增大可有恶变倾向。声像图表现如下:

1.腺瘤呈乳头状或圆球状高回声或中等回声结节,自胆囊壁向腔内突起。

2.后方无声影,不随体位改变而移动。

3.多数大小在 10～15mm,基底较宽,偶见有蒂,多为单发。

4.好发于胆囊颈部或底部。

5.CDFI:肿瘤内有时可见星点状彩色血流。

五、胆囊癌

胆囊癌以腺癌最常见,鳞癌少见,腺癌约占 80%,病理上可分为浸润型和乳头状型两种,大多数为浸润型,早期胆囊壁呈局限性浸润,晚期胆囊壁呈弥漫性浸润增厚。乳头癌较少见,癌肿突入腔内,可单发或多发,到后期癌肿充满整个胆囊腔,胆囊癌晚期常可转移到肝脏和肝门部、胆囊周围的淋巴结。胆囊癌患者常合并有胆囊结石与胆囊慢性炎症。临床上早期无特殊症状,晚期可出现腹痛、消瘦、食欲缺乏、黄疸,以及右上腹包块和腹水。

(一)声像图表现

根据癌肿生长类型及进展程度不同,声像图可分为五型。

1.小结节型 癌肿呈乳头状结节突入腔内,表面不平整,基底部较宽,直径小于 2.5cm,好发于胆囊颈部。CDFI:肿瘤内或基底部可见星点状彩色动脉血流信号。此型为胆囊癌的早期表现。

2.蕈伞型 胆囊癌呈弱回声或中等回声,形似蕈伞状肿块,突入胆囊腔内,基底宽,可单发,也可多发,融合成不规则团块。

3.厚壁型 胆囊壁受肿瘤浸润,呈局限性或弥漫性不均匀增厚,以颈部或体部更显著。内壁线不规则,胆囊腔狭窄变形。

4.混合型 此型较多见,其声像图表现为蕈伞型加厚壁型的表现。

5.实块型 正常胆囊无回声区消失,整个胆囊为一实性肿块取代,边缘不规则,轮廓欠清晰,内部回声强弱不均,大部分肿块内伴有结石强光团及声影。如肿瘤浸润肝脏时,胆囊与肝脏无明显分界,并可见到肝实质内浸润病灶,转移到肝门及胆囊周围淋巴结时,可形成多个低回声结节。实块型为胆囊癌晚期表现。CDFI 显示胆囊癌肿内有丰富的彩色血流信号,呈高速低阻的动脉频谱,RI 多小于 0.40。

(二)鉴别诊断

1.小结节型及蕈伞型胆囊癌应与胆囊息肉、胆囊腺瘤相鉴别,后者一般体积较小,常在 1.5cm 之内,且基底部较窄。

2.厚壁型胆囊癌应与慢性胆囊炎及胆囊腺肌增生症相鉴别,慢性胆囊炎胆囊壁均匀增厚,回声较强,内膜较光整,可与之鉴别。胆囊腺肌增生症增厚的胆囊壁内可见罗-阿窦(Rokitan-Sky-Aschoff 窦)的小类圆形无回声区及伴有"彗星尾"征的小强光斑回声。

3.胆囊癌实块型应与胆囊淤积稠厚的胆汁、脓液或血凝块泥沙样沉积物相鉴别,后者胆囊轮廓是清晰的,壁的连续性未遭破坏。肝脏及胆囊周围淋巴结无转移。超声造影可提供明确的鉴别诊断信息,并可判断是否有肝脏侵犯及侵犯程度。

(三)临床意义

超声检查根据胆囊内肿瘤的大小、形态、基底宽窄,有无高速低阻的动脉血流信号,对胆囊良、恶性肿瘤的鉴别诊断有很重要的作用,对恶性肿瘤根据声像图可做出早期、晚期的判断,有助于临床治疗方案的选择。

六、胆囊增生性疾病

胆囊增生性疾病是由于胆囊壁内某种成分过度增生所致,胆囊壁局限性增厚或出现向腔内隆起的病变,并非真性肿瘤。以胆固醇息肉及胆囊腺肌增生症较多见。胆固醇息肉常在弥漫性胆固醇沉积症基础上形成向黏膜表面突出的小隆起性病变,呈淡黄色,体积较小,有细蒂与黏膜相连。胆囊腺肌增生症为胆囊黏膜上皮增生,肌层明显增厚,可见到罗-阿窦常合并有结石。此类病变一般无临床症状,常在超声检查时偶然发现。部分患者可有与胆囊结石、慢性胆囊炎相似的症状,餐后疼痛更加明显。

【声像图表现】

(一)胆固醇息肉

1.胆囊大小一般正常,息肉呈球形或乳头状高回声或中等回声团附着于囊内壁。

2.多有细蒂相连,不随体位改变而移动,后方无声影。

3.息肉体积较小,一般不超过 1cm。

(二)胆囊腺肌增生症

1.受累的胆囊壁明显增厚,根据增生的部位和范围可分为三型。

(1)局限型:胆囊底部呈圆锥帽状增厚,此型多见。

(2)节段型:胆囊底体部壁节段性增厚,呈"三角"征。

（3）弥漫型:胆囊壁弥漫性增厚。

2.增厚的胆囊壁内可见小囊状的无回声区或低回声区即罗-阿窦，合并有小结石时,可见强回声斑,后方伴"彗星尾"征。

3.脂餐试验显示胆囊收缩功能亢进。

七、先天性胆囊异常

先天性胆囊异常种类较多,一般没有明显的临床症状,多数在超声检查时偶尔发现。

【形态异常】

（一）皱褶胆囊

较多见,声像图表现为在胆囊底体部和(或)颈体部之间可见高回声皱襞,胆囊被分为相通的两个或多个腔。

（二）双房胆囊

声像图表现为胆囊腔内可见有一纵隔的高回声光带将胆囊分为两腔,高回声光带在胆囊颈部缺损,该部位两腔相通。

（三）胆囊憩室

声像图表现为胆囊大小正常,可见囊壁局部向外突起,呈一圆形的囊腔,大小约1cm,憩室内有时可见小结石。

【数目异常】

（一）双胆囊

较少见,声像图表现为多方位扫查在肝下可见两个相互独立、完整的胆囊,大小相似或不一。

（二）胆囊缺如

极少见,仔细扫查未见胆囊图像,并排除胆囊不显像的其他因素。

【位置异常】

（一）左位胆囊

最常见,声像图表现为在肝脏左外叶的下方可见胆囊图像。

（二）肝内胆囊

声像图表现为在肝脏实质内可见全部或部分胆囊图像。

（三）游离胆囊

胆囊系膜较长，胆囊可游离于肝脏的下方至右下腹，甚至可达盆腔，部分患者可发生胆囊扭转。

八、胆道闭锁

胆道闭锁（BA）的具体病因至今不明。小于 6 个月的 BA 患儿如果能早期诊断，行 Kasai 手术治疗，高达 60％的患儿在术后可通畅引流，血清胆红素水平降到正常水平，但如果未得到及时手术治疗，将不可避免地发展为门静脉高压、肝硬化。因此，快速而准确地确诊婴儿黄疸病因对 BA 患儿的早期治疗非常重要。

（一）超声检查方法

超声探头频率 7～10MHz。所有患儿均于空腹 4h 后进行腹部检查。因为患儿易哭闹，所以首先检查胆囊，待胆囊检查结束后喂奶以使患儿安静。

（二）声像图表现

1.肝门部高回声纤维块（TC 征）　即肝门或左右肝管汇合部团块状或带状高回声区，厚度一般＞0.4cm。

2.胆囊异常　包括无胆囊、小胆囊（长径＜1.6cm）、胆囊壁不光滑（增厚、厚薄不均、僵硬、不光滑）。

3.肝动脉增宽　肝右动脉内径＞1.9cm，肝表面可见动脉血流信号。

4.其他　如肝硬化、肝大、脾大及腹水等。

（三）鉴别诊断价值

注意 BA 与其他引起黄疸的疾病鉴别，如婴儿肝炎综合征、婴儿高胆红素血症等。这些疾病经护肝退黄治疗病情好转，婴肝经内科治疗 4～5 个月后，多数黄疸逐渐消退，可痊愈。若误诊为 BA 而进行手术，约 30％将因手术和麻醉等原因导致肝硬化。

第三节　胰腺疾病

一、急性胰腺炎

急性胰腺炎常见病因有胆系感染、酒精中毒、暴饮暴食及外伤等。胆总管或壶腹部的结石、蛔虫,局部水肿或括约肌痉挛,使胆汁反流入胰腺实质内引起炎症。另一种病因是胰腺组织内的血液供应不足,造成胰腺组织大量坏死性炎症。临床特点:急性发作上腹疼痛、恶心、呕吐,早期可出现休克、淀粉酶升高等。病理特点:在胰腺组织内有大片出血、坏死及炎症反应,同时残留组织内可见小叶内导管扩张。

【声像图表现】

（一）急性水肿性胰腺炎

表现为全胰腺普遍性均匀性增大,并以前后径肿大为主,但外形不变,可达正常时的 3～4 倍,有时胰头几乎呈圆球形。胰腺亦可呈局限性肿大,常为慢性炎症急性发作所致。胰腺回声减低,内有分布较均匀的细小回声。

（二）出血坏死性胰腺炎

胰腺内部呈低回声甚至无回声暗区,夹杂散在光点回声,后壁回声可增强,由急性炎性肿胀、出血及坏死所致。严重水肿时可出现类似囊肿的声像图。如为慢性炎症反复急性发作,胰腺内部回声可不减弱而表现为不均匀。

【鉴别诊断】

1.局限性肿大的胰腺炎,应与胰腺肿瘤相鉴别。肿瘤多表现为局限性低回声,轮廓不规整,内部回声不均,向外突出或向周围浸润,后方组织回声衰减,可有较清晰的边界。结合病史及淀粉酶检查可以鉴别。

2.反复发作的急性胰腺炎应与慢性胰腺炎急性发作相鉴别:慢性胰腺炎时胰腺组织回声增强且不均,可伴有胰管囊状扩张、假性囊肿、胰管内结石、钙化形成等。

3.急性胰腺炎可引起胃肠内积气,出现超声全反射现象而胰腺显示不清。此时应与胃穿孔、肠梗阻等急腹症相鉴别。淀粉酶检查及 X 线腹部透视等有助于鉴别诊断。当胃肠积气改善以后,重复扫查可能显示胰腺炎图像。

二、慢性胰腺炎

多数慢性胰腺炎是由急性炎症反复发作演变而成。临床特点:主要症状为上腹痛、腹胀、厌油腻、脂肪腹泻及消瘦等。病理特点:胰腺小叶周围及腺泡间纤维化,伴有局灶性坏死及钙化。可有胰管或腺泡扩张。胰腺外观呈结节状,质地纤维化、变硬。

【声像图表现】

1.胰腺轻度肿大或局限性肿大;胰腺轮廓不清,边界常不规整,与周围组织分界不清。

2.胰腺内部回声增强,分布不均,呈条状或带状。

3.假性囊肿形成,表现为炎症局部或周围出现无回声区。

4.胰管呈囊状或串珠样扩张;胰管内有时可见结石,表现为强回声光斑或光团,后方伴声影。

【鉴别诊断】

1.胰腺局限性肿大时应与胰腺癌相鉴别。后者多表现为局限性低回声,轮廓不规整,内部回声不均,有浸润现象,但胰腺其他部位则正常。

2.有假性囊肿形成时,应与肝肾囊肿、十二指肠积液、腹膜后淋巴瘤相鉴别。

三、胰腺囊肿

胰腺囊肿有假性囊肿和真性囊肿两大类。

【假性囊肿】

急性出血坏死性胰腺炎或外伤后，胰腺的渗出液、坏死物、血液等外溢积聚，使囊腔扩大，并被周围纤维组织包裹，形成纤维壁，即为假性囊肿，是胰腺炎的常见并发症之一。临床特点：囊肿较小时无症状，较大时出现上腹部肿块，压迫周围脏器引起持续性上腹痛，并向腰部放射，同时伴胃食欲缺乏、恶心、呕吐等。偶见巨大假性囊肿。

（一）**声像图表现**

1.胰腺局部见一无回声区，边界光滑、整齐，呈圆形或分叶状。囊肿可位于胰腺轮廓之外，多位于胰腺体尾部。

2.囊肿后壁回声增强，并可见侧边声影。囊肿多为单发，亦可呈多发或内有分隔。

3.囊肿巨大时可使周围组织器官受压移位。

（二）**鉴别诊断**

胰头部囊肿应与肝脏及右肾囊肿相鉴别，胰体部囊肿应与胃内积液、网膜囊积液相鉴别，胰尾部囊肿应与脾及左肾囊肿相鉴别。巨大假性囊肿应与腹膜后淋巴肉瘤、卵巢囊肿等相鉴别。此外，本病还须与胰腺囊腺瘤（癌）相鉴别。后者内有乳头状结构，呈囊实性改变，且无胰腺炎病史。

【其他囊肿】

常见的有先天性囊肿、潴留性囊肿及包虫囊肿。先天性囊肿由胰腺导管及腺泡先天性发育异常所致，多见于小儿，与遗传因素有关，常同时伴有多囊肝、多囊肾。潴留性囊肿由于胰管梗阻，胰液在管内滞留所致。囊肿一般较小、单房，周围胰腺组织常伴有炎症。声像图可见胰管膨大呈无回声区，亦可见慢性胰腺炎的声像图特点。包虫囊肿是由于吞食细粒棘球绦虫卵引起的一种疾病，多发于肝脏，偶见于胰腺。超声所见为囊性无回声区，囊肿壁回声较强，边界光滑、整齐，囊内可见头节和子囊，可表现为多发性强回声光团。

四、胰腺囊腺瘤或囊腺癌

本病较少见,多发于 30～60 岁的女性,好发于胰腺的体尾部。临床特点:症状隐匿,当肿物较大时才能触摸发现。当出现压迫症状时,可有上腹痛。病理特点:囊腺瘤属良性,发生于胰腺的导管上皮。肿瘤呈圆形,有完整的包膜,内呈单房或多房改变。囊腺癌呈多囊腔,腔内含有黏液或浆液,有的囊腺癌是由囊腺瘤恶变而来的。

【声像图表现】

二者声像图表现相似,为囊性或混合性病灶,边界光滑,囊壁可呈高回声,且不规则增厚。内部呈分隔或多房改变。内部为无回声区,囊壁可见乳头状结构的高回声光团。有时可见散在的强回声钙化斑并有声影。肿块为圆形或椭圆形,或呈分叶状,大多发生在胰体、尾部。较小者可见位于胰腺内,较大者可部分位于胰腺内或明显突向胰外,但仍显示与胰腺关系密切。

【鉴别诊断】

超声鉴别囊腺瘤与囊腺癌较困难。本病应与包虫囊肿,胰腺癌液化、坏死,假性囊肿或脓肿等相鉴别。包虫囊肿多同时发生于肝脏,囊性无回声区内可见头节和子囊。胰腺癌液化坏死呈不均质性,实性部分较多而囊性部分较少。假性囊肿或脓肿则有胰腺炎或感染史。

五、胰岛细胞瘤

胰岛细胞瘤分为功能性和无功能性两种,为少见疾病,多发于 20～50 岁。病理特点:90%属良性,多见于胰腺体尾部。肿瘤由胰岛内 B 细胞组成,分泌过多的胰岛素,称为胰岛素瘤,另一种不产生胰岛素,称为无功能性胰岛细胞瘤。

【胰岛素瘤】

一般较小,平均直径为 1～2cm。声像图表现:肿瘤大于 1cm 者,边界整齐、光滑,内部呈均匀稀疏的低回声光点。肿瘤常位于胰体尾部。

因有典型的低血糖症状,临床诊断并不困难。但由于肿瘤小,定位较困难。鉴别诊断:胰岛素瘤恶变时,与胰腺癌难以鉴别,可根据病史、症状、肿瘤部位、化验等加以鉴别。

【无功能性胰岛细胞瘤】

不产生胰岛素,一般无临床症状,常因上腹部发现肿物或体检时偶然发现。肿瘤位于胰体尾部,生长缓慢。由于该肿瘤无临床症状,可长到很大时才被发现,大小可达 10cm。声像图表现:左上腹可探及一圆形或椭圆形肿物,与胰尾相连,边界清晰、光滑,可呈分叶状。肿瘤较大时,内部回声不均。囊性变时内可见无回声区。

【鉴别诊断】

位于胰尾时,应与胃或左肾肿瘤相鉴别。饮水观察有助于与胃肿瘤相鉴别。脾静脉前方的肿物多来自胰腺,脾静脉后方的肿物应考虑来自左肾。此外,本病还应与胰腺癌相鉴别。

六、胰腺癌

胰腺癌是消化系统常见恶性肿瘤之一,多见于 40 岁以上男性。胰腺癌半数以上发生于胰头部,约 1/4 发生于胰体尾部。其余为弥漫性胰腺癌。病理学上分为两型:一型来自腺泡上皮,另一型来自胰腺导管。临床特点:常见早期症状表现为腹痛或上腹部不适、食欲减退、乏力、体重减轻、黄疸。

【声像图表现】

1.胰腺多呈局限性肿大,内见肿物,轮廓不规则,边界不清晰,肿瘤可向周围组织呈蟹足样浸润。

2.内部回声:多呈低回声,可不均匀。肿瘤坏死液化时可呈现不规则无回声区。后方回声常伴有衰减。

3.挤压现象:胰头癌可使十二指肠曲扩大,胰尾癌可使胃、脾、脾静脉及左肾受压推挤移位。胰头癌向后挤压下腔静脉使其变窄,远端出现扩张。压迫胆总管可使肝内胆管及胆囊扩张,也使胰管扩张。胰颈癌可使门静脉、肠系膜上静脉受压移位。

【鉴别诊断】

1.慢性胰腺炎   常有胰腺炎反复发作史,血淀粉酶增高,胰腺轻度弥漫性肿大,内部回声普遍增强,胰管呈不均匀串珠样扩张。

2.胰腺囊腺瘤(癌)   多发于胰腺体尾部,呈无回声,周边有实质性光团回声。

3.胰岛细胞瘤   功能性胰岛细胞瘤有典型的低血糖临床症状,无功能性胰岛细胞瘤临床症状轻、病程长,一般情况良好。

4.胆管癌   临床症状与胰头癌相似,有阻塞性黄疸。但胆管癌时,胰头无肿物,胰管不扩张,肿块回声多较强,胆管壁增厚等。

【临床意义】

B型超声对胰腺有较高的显示率(82%～93%),对胰腺癌的诊断亦有较高的正确率(83%～92%),而且是对胰腺癌进行早期诊断的一种简便、无创、可靠的方法,可对疑有胰腺癌早期症状(如上腹疼痛不适、食欲减退、体重减轻、黄疸等)的患者进行普查,以便及早发现胰腺癌。

【比较影像学】

CT能较清楚地显示胰腺,不受肠腔气体或肥胖等因素的干扰,对胰腺疾病的诊断具有较高的价值,也是可选择的方法之一。

七、壶腹周围癌

临床及病理特点:常发生于十二指肠第二段的壶腹区,肿瘤可来自于主胰管末端、胆总管末端上皮,或来自十二指肠乳头部。壶腹周围癌早期即可引起胆道梗阻,因此黄疸是壶腹周围癌的早期症状之一。

【声像图表现】

1.癌瘤较小,位于胰头和下腔静脉之右侧。

2.内部回声较强。

3.胰头可正常,胆总管全程明显扩张,管内可见肿瘤回声。主胰管扩张。

【鉴别诊断】

胰头癌、胆总管口壶腹癌及十二指肠乳头部癌三者临床表现极为相似,而且声像图上难以区别。

第四节　脾脏疾病

一、先天性脾异常

【副脾】

1.脾门或胰尾部单个或多个结节,界限清楚,有不完整包膜细光带回声。

2.结节呈低回声,与脾脏回声相延续,部分较大的副脾内可见有血管回声与脾脏相连,彩色多普勒可显示相连的血管内彩色血流束。

3.需与脾门处肿大的淋巴结相鉴别:①肿大的淋巴结回声更低,不均匀。②仔细观察,可显示淋巴门回声,且不与脾脏回声相连。

【游走脾】(异位脾)

1.罕见,脾区探不到脾脏回声。

2.腹部其他部位探测与脾脏形态、轮廓、回声相同的肿块。彩色多普勒可通过显示肿块内血流确定脾门部位。

【先天性脾缺如】

脾区和腹部其他部位探测,均未显示脾脏图像。

【先天性脾脏反位】

与肝脏反位或其他内脏反位同时存在,在右季肋区显示脾脏声像图。

二、脾脏弥漫性肿大

常因感染、血液病、结缔组织病、淤血等原因引起脾脏弥漫性肿大。

1.脾脏厚度超过 3.9cm，长度超过 11cm。

2.脾肿大程度分类

轻度肿大：厚度 4.0～4.5cm，左肋缘下 0.5～3cm。

中度肿大：厚度 4.5～6.0cm，左肋缘下超过 3cm。

重度肿大：脾切面形态失常，厚度超过 6.0cm，脾下缘在左肋缘下超过脐水平，脾前缘超过腹正中线。

3.脾脏回声改变：感染性者，回声增强；血液病性者，回声减低；结缔组织病和充血性者为低回声或中等回声。

4.淤血性脾肿大者，脾静脉扩张、迂曲，内径≥0.8cm。

三、脾萎缩

常见于老年人，称老年性脾萎缩，此外见于非热带性口炎性腹泻，此病好发于 30 岁以上女性。临床上脾萎缩无特殊表现，主要为原发病的症状。脾萎缩时患者免疫功能减退。声像图表现：脾脏明显缩小，厚径小于 2cm，最大长径小于 5cm，内部回声常增强、增粗。

四、脾脏液性病变

脾脏液性占位病变较少，分为先天性和后天性、真性和假性。真性囊肿见于单纯性囊肿和多囊脾，假性囊肿见于外伤出血后和炎症。脾包虫囊肿多见于流行病区，声像图征象与肝包虫囊肿相似。

【单纯性囊肿】

较少见，脾内出现圆形无回声区，壁光滑，边界清楚，其后壁及后方回声增强。

【多囊脾】

较少见，为先天性多囊病脾脏表现，常与其他脏器多囊性病变并存。

1.脾脏切面形态失常,切面内径增大。

2.脾实质内显示多个大小不等、互不相通的无回声区,呈圆形,壁薄、光滑。后方回声增强不明显。

【脾脓肿】

患者临床上出现全身感染的症状,伴有脾区疼痛。

1.脾脏轻至中度增大。

2.脾内出现无回声区,周边有较强回声带环绕,无回声区内可见光团、光带、光点回声。抗感染治疗后,无回声区范围明显缩小。

3.细针穿刺内为脓液可确定诊断。

4.动态观察短期内,声像图有改变。

五、脾外伤

腹部闭合性损伤中,常致脾脏破裂,根据脾脏破裂的时间,临床上有早发性脾破裂和迟发性脾破裂,脾破裂后发生的脾脏血肿可以位于脾包膜下、脾实质内、脾周围,均表现为左上腹有明显的压痛。

【脾包膜下血肿】

1.脾脏大小和形态正常。

2.脾包膜光带下可见扁长形无回声区,不随呼吸运动及体位改变发生变化。脾实质回声显示受压。

3.无回声区内可有散在分布的细小回声漂浮其内。

【脾破裂和脾实质内血肿】

脾破裂后发生脾实质内局限性血肿较为少见,常见脾实质和脾包膜同时破裂,发生脾实质内和脾周围血肿。

1.脾脏可增大,形态可失常。

2.脾实质破裂处显示呈回声杂乱区,形态不规则,边界不清晰,其内常显示带状强回声,当脾破裂出血大量时,其内可出现低回声和无回声混合图像。根据脾实质回声的改变,可帮助确定脾破裂的部位。

3.脾包膜光带回声连续性中断,中断部位显示不均匀回声增强。

4.外伤初期脾实质内可出现片状强回声区,边界不清。当血肿形成时,脾实质内显示无回声,界限清楚,无包膜回声,内有大小不一、形态不规则的强光团回声。外伤较长时间后,脾实质内血肿机化时可显示条索样间隔或呈多房改变。

5.脾周围血肿:脾周围显示低回声带,其宽度与脾周围积液多少有关。其内有较多的光点回声。

6.腹腔内积血的表现:破裂的时间和程度不同、出血量不同,表现不同。少量积血,肝肾间隙和陶氏腔内可探及带状元回声。大量出血,肝肾间隙、脾周围、盆腔甚至肠间隙,均可探及无回声区。

7.外伤时间不长便行腹腔探查时,脾破裂和血肿征象可表现不明显,需动态观察。脾破裂程度较轻或行保守治疗时,必须动态观察血肿大小有无变化,腹腔积血量有无增加。

六、脾脏实质性病变

脾脏实质性病变比较少见,特别是原发于脾脏的更为少见。多由其他部位的恶性肿瘤转移至脾脏引起。脾脏良性病灶为脾梗死灶、脾结核、脾脏良性肿瘤(脾血管瘤、脾错构瘤、脾淋巴瘤等)。脾恶性肿瘤常见脾恶性淋巴瘤和脾转移癌。

【脾梗死】

脾梗死可由多种原因引起,常见原因为左心系统血栓脱落,脾周围器官的肿瘤和炎症引起脾动脉血栓并脱落,某些血液病和淤血性脾肿大等。近年来开展的肝动脉栓塞技术,亦是脾梗死的原因之一。

1.脾脏肿大,有时可有形态的改变。

2.脾实质内,特别在脾前缘近脾切迹处显示单个或多个楔形或不规则形低回声区,楔形底部朝向脾包膜。内部可呈蜂窝状回声或不均匀分布的斑片状强回声。

3.梗死灶坏死液化时,呈无回声或形成假性囊肿。

4.陈旧性梗死灶纤维化钙化时,病灶回声明显增强,后方伴有声影。

【**脾血管瘤**】

脾血管瘤是脾良性肿瘤中最常见的一种,患者无明显临床症状。超声动态观察其生长速度极慢或无明显增长。其声像图表现同肝血管瘤。

1.脾内显示圆形或类圆形、境界清楚的高回声,边缘锐利。

2.脾内高回声区内显示小的无回声和强间隔光带回声,呈网络状。

3.彩色多普勒显示血管瘤周围或其内部可有脾动脉或脾静脉的分支绕行或穿行,血管瘤内部一般无血流信号显示。

【**脾错构瘤**】

1.较少见。脾实质内显示肿块图像,呈高回声,边界清楚、边缘光滑,肿瘤内部回声不均匀。

2.脾脏大小可正常或轻度测量值增加,较大的错构瘤可使脾脏局限性增大。

【**脾结核**】

脾结核常为继发性结核病,其病理类型分为三型:粟粒型;干酪坏死型和钙化型。声像图改变与病理类型有关。

1.粟粒型　脾脏轻中度肿大,实质内均匀密布的小点状强回声,多数无声影。

2.干酪坏死型　脾脏呈中重度肿大,脾内有多个大小不等、形态不规则的混合性回声区,内部可有液化形成的无回声区,其间可见散在的细点状强回声。接近被膜的病灶,可以使脾脏表面呈结节状隆起。

3.钙化型　脾脏轻度肿大,脾内有单个、多个点状、团块状强回声,其后有声影。

【**脾恶性淋巴瘤**】

脾恶性肿瘤是全身性淋巴瘤的表现,常合并有身体其他部位淋巴结肿大。

1.脾脏弥漫性肿大,为淋巴组织恶性增生所致,脾实质回声减低或正常,光点分布均匀。

2.部分患者脾实质内显示单个或多个散在分布的圆形低回声结节或无回声结节。边界清楚,后方无明显增强效应,侧边声影呈平行状,多个结节融合时可呈分叶状。

3.多发性结节状淋巴瘤呈蜂窝状无回声,间隔呈较规则的线状高回声带。

【脾脏转移癌】

恶性肿瘤转移至脾脏相对少见。脾脏转移癌可来自于鼻咽、肺、乳腺、卵巢、消化道,其声像图征象与原发癌相似。

1.实质内出现多个圆形或不规则形无回声,后方伴回声增强。

2.内出现低回声病灶,回声分布均匀;或高回声病灶,回声分布不均匀。

3.牛眼征:肿块周围呈环形低回声带,为较宽的声晕,肿块中间呈较强回声。

七、自体脾移植

自体脾移植是将脾组织块切成薄片、碎粒或脾糊,移植于大网膜内、脾床、腹膜后或腹直肌内。目前多推荐超声显像检查。

1.一般移植后3个月脾块显像。常为椭圆形弱回声区,边界清晰、轮廓光整,如移植于大网膜囊袋内,可有完整的"包膜"显示。内部为密集而均匀的细点状回声。8~12个月内部回声接近于正常脾。

2.脾脏如出现周边轮廓欠光整,内部回声不均,增强粗乱,有条索状回声,则提示移植脾片已纤维化,无功能。

第五节　胃疾病

一、胃肠道肿瘤性病变

【贲门癌】

贲门癌较为常见,据统计占胃癌的 20.6%,其发生率仅次于幽门癌。超声图像上因贲门的位置相对固定,形态典型,所以与毗邻组织的关系易于识别。这样,超声对贲门癌的诊断较胃其他部位肿瘤为优。声像图表现如下:

1.贲门切面形态失常,内径增大(正常直径 1.5～2.0cm)。

2.贲门部胃壁不规则增厚,黏膜层被破坏,有时可见肿瘤突入胃腔内。

3.管腔偏移、变形,气体强回声偏心,有时可见多个气体强回声反射。

4.部分患者可有肝左叶或胰腺的侵犯,或周围淋巴结转移。此时可在肝内或胰腺内见到肿块图像,或在贲门周围见到肿大的淋巴结呈类圆形的低回声区。

【胃癌】

胃癌占消化系统癌肿的第一位,是最常见的恶性肿瘤,男女发病之比为(2.3～3.6)∶1,发病年龄以 50～60 岁多见,但年轻患者也不少见。胃癌绝大部分是腺癌,可发生于胃内任何部位,以幽门区最多见,其次为贲门区及胃体区。病理上可分为早期胃癌和中晚期胃癌。早期胃癌病变仅限于黏膜及黏膜下层,直径在 5～10mm 者称小胃癌,直径＜5mm者称微小胃癌,可单发或多发。中晚期胃癌也称为进展期胃癌,癌性病变侵及肌层或胃壁全层,常有转移。

(一)声像图表现

1.早期胃癌:因病变较小,经腹壁探测显示困难,应用超声内镜(EUS)检查有可能做出诊断。EUS 可见黏膜和黏膜下层结构显示不清,癌瘤呈乳头状向腔内突起或呈强回声斑块,边界欠清晰。若为凹陷型,则可见病变处黏膜中断,并有不规则的浅凹陷形成。

2.中晚期胃癌:根据不同肿瘤的形态及病理所见,声像图可分为三型。①肿块型:肿瘤呈结节状或不规则蕈伞形向胃腔内生长,肿瘤部位胃壁显著增厚,正常结构层次消失。②溃疡型:在肿瘤所致的增厚胃壁内膜面可见溃疡形成不规则凹陷区,呈"火山口"样图像。③浸润型:癌肿在胃壁各层浸润生长,胃壁大部分或全部不规则增厚,呈僵硬状,胃腔狭窄。

3.胃动力学改变:癌肿侵犯的胃壁呈僵硬状,蠕动波减弱或消失。如胃窦部肿瘤可引起幽门梗阻,导致胃内容物潴留,胃内可见大量无回声区及杂乱光点回声,有时在近幽门窦部见光点呈逆运动。

4.胃癌可转移至肝、脾、卵巢等脏器,在上述器官内可见转移灶图像。转移到肝门周围、胰腺旁、腹部大血管周围的淋巴结,超声可显示为低回声结节或融合成分叶状低回声团块。当癌肿浸润腹膜时,腹腔内出现腹水无回声区。

5.彩色多普勒血流显像(CDFI):在胃癌肿块内可探及动脉血流信号。

(二)鉴别诊断

胃良性溃疡与溃疡型胃癌的鉴别诊断有重要意义。鉴别的目的是对胃,恶性肿瘤做出早期诊断,及时得到手术治疗。典型的进展期胃癌,超声可做出诊断,部分非典型的溃疡型胃癌与良性溃疡难以鉴别,需做胃镜活检明确诊断。二者鉴别诊断见表3-5-1。

表 3-5-1　胃良性溃疡与溃疡型胃癌的超声鉴别

	胃良性溃疡	溃疡型胃癌
溃疡大小	一般较小	常较大(大于 2.5cm)
溃疡形状	半圆形凹陷状,光滑,口底一致	火山口状,凹陷不规则,口小,底大

续表

	胃良性溃疡	溃疡型胃癌
溃疡底部	平滑,回声强	不平整
周缘胃壁	隆起,对称,回声较强,均质,一般小于15mm	隆起,不对称,回声减低,不均质,多数大于15mm
黏膜皱襞	溃疡周围呈放射状显示黏膜"纠集征"	有中断征象
胃壁蠕动	可正常	病变处呈僵硬状,蠕动消失
有无转移	无	有

肿块型胃癌还须与胃息肉、胃腺瘤、胃平滑肌肉瘤等相鉴别。

（三）临床意义

应用胃造影剂显像可显示充盈的胃壁层次结构,对胃壁癌肿的部位、大小、形态、内部回声,以及有无其他脏器及周围淋巴结转移等情况做出诊断。此诊断方法具有非创伤性,且简便易行,特别是对老年人,有高血压、心脏疾病,且不宜做胃镜检查者更有意义。对于部分不能明确诊断者仍需进行胃镜及活检病理明确诊断。

【胃恶性淋巴瘤】

胃恶性淋巴瘤是源于胃黏膜下淋巴组织的恶性肿瘤。肿块常位于胃体窦部,可为单发或多发性的肿块。

（一）声像图表现

1.胃壁呈弥漫性增厚或局限性肿块,正常胃壁的结构消失。

2.增厚的胃壁或肿块内部回声较低,后方回声略增强,提高仪器增益可见肿块内部呈多结节状结构。

3.胃腔狭窄的程度不严重。

4.溃疡型肿瘤可显示溃疡凹陷,无溃疡的肿瘤表面可见完整胃黏膜层回声。

5.彩色多普勒血流显像（CDFI）:较大的肿瘤内部可见血流信号

显示。

(二)鉴别诊断

胃恶性淋巴瘤应与胃癌、胃平滑肌瘤鉴别。胃恶性淋巴瘤质地较软,探头加压时能使肿块变形,肿块回声较胃癌回声低;胃平滑肌瘤起源于胃壁的肌层,肿块境界清楚,回声均匀,根据此特征可予以鉴别。

(三)临床意义

根据胃恶性淋巴瘤实质回声低,呈多结节样改变,并且肿块质地较软,胃腔的狭窄程度不严重,超声对本病的诊断具有一定的价值。

【胃平滑肌瘤】

胃平滑肌瘤是最常见的一种良性肿瘤,起源于胃壁肌层。绝大多数为单发,仅有 2% 的患者可发生恶变。肿瘤较小时(<2cm),患者可无任何症状,当肿瘤生长较大或伴有溃疡形成时,常可产生胃部压迫不适或上消化道出血等症状。

声像图表现:

1.胃壁肌瘤处肌层明显增厚,多呈圆球形、椭圆形或哑铃状的低回声肿物,内部回声均匀,边缘光滑,界限清晰。

2.肌瘤以单发者多见,多发生于胃上部,大小常在 5cm 以内。

3.肌瘤周围的黏膜层、浆膜层光滑完整,部分肌瘤的黏膜面伴有溃疡凹陷。

4.按肿瘤部位不同,声像可分为三型。

(1)腔内型:位于黏膜下,向腔内生长,局部胃腔变窄。

(2)壁间型:肌瘤在肌层同时向腔内外生长,呈哑铃状向内突起。

(3)腔外型:肌瘤位于浆膜下向腔外生长隆起。

【胃平滑肌肉瘤】

胃平滑肌肉瘤较少见,占胃肿瘤的 2.47%。发病年龄较胃癌小。少数为原发性,大部分由良性平滑肌瘤转化而来。病变多半位于胃的近侧部,可单发或多发。直径一般在 5cm 以上,较大。肿瘤呈球形或分叶状,内部常发生出血、坏死、囊性变。

（一）声像图表现

1.肿瘤较大，形态不规则，边缘回声毛糙。

2.内部回声不均质，可见出血、坏死形成的不规则无回声区及高回声区。

3.黏膜面常有较深的大溃疡形成，并可与液化区贯通，使肿物内部形成假腔。

4.常有肝脏或周围淋巴结转移。

5.CDFI：肿瘤周边及内部可见动脉血流信号。

（二）鉴别诊断

胃平滑肌瘤与胃平滑肌肉瘤的鉴别见表 3-5-2。

表 3-5-2　**胃平滑肌瘤与胃平滑肌肉瘤的鉴别**

	平滑肌瘤	平滑肌肉瘤
大小	较小	较大，常大于 5cm
形态	多呈圆球形	不规则形或呈哑铃形
周缘边界	清晰、较光滑	不光滑，略毛糙
内部回声	呈低回声，均质	强弱不均，内有多发性无回声区
生长速度	慢	迅速
转移病灶	无	有

（三）临床意义

胃平滑肌瘤作为常见的良性胃肿瘤在胃镜和 X 线检查时呈胃隆起性病变，然而部分病例经上述两种方法检查仍不能做出鉴别，采用胃声学造影检查，不仅可确定肿瘤的性质、胃外何种脏器压迫及有无转移灶，而且可对其良、恶性可做出鉴别。

二、胃息肉

胃息肉可分真性息肉和假性息肉两种，假性息肉是由黏膜炎性增生形成。真性息肉又称息肉样腺瘤，最常见由增生的黏膜上皮构成，可

单发或多发,外形呈球形,表面光滑,多数有蒂,一般小于 2cm,可发生
在胃的任何部位。此肿瘤的癌变率高达 1/3 以上。一般大于 2cm 的肿
瘤就应考虑恶变的可能。早期通常无明显症状,如肿瘤较大或表面糜
烂时,溃疡可引起上腹部不适、腹痛及消化道出血等症状。

【声像图表现】

1.胃息肉多呈低回声或中等回声团块,自黏膜层向胃腔内突出。

2.息肉形态为乳头状或指状,有蒂与胃壁相连,大小为 1～2cm,多
为单发,也可多发。

3.胃壁各层结构正常。

【鉴别诊断】

（一）**胃息肉与胃黏膜脱垂症鉴别**

胃黏膜脱垂症显示胃窦部肥厚的黏膜随胃蠕动经幽门管进入十二
指肠,随后又可随蠕动波消失回复到胃窦部。肥厚隆起的黏膜因炎症、
水肿层次模糊,常呈不均质回声,无蒂部显示,可与息肉鉴别。

（二）**胃息肉与慢性肥厚性胃炎鉴别**

慢性肥厚性胃炎,声像图改变为胃壁的黏膜弥漫性增厚,呈高回声
绒球样团块突入胃腔内,使胃腔内呈"花环"状,胃壁其余各层结构
正常。

（三）**胃息肉与隆起性胃癌鉴别**

胃癌的癌瘤呈不规则隆起,也可呈息肉状突入胃腔,表面呈结节
状,一般直径大于 2cm,肿瘤基底较宽,内部回声为低回声,且不均匀。

【临床意义】

采用胃声学造影剂显像,有助于胃息肉的显示,通过追踪观察可了
解胃息肉的增长情况。

三、胃肠道非肿瘤性病变

【胃溃疡】

胃溃疡是消化道最常见的疾病之一,可发生于任何年龄,但以 45～

55 岁最多见,胃溃疡多位于胃小弯,近幽门处更为多见,尤多见于胃窦部(约占 75%)。溃疡通常只有一个,呈圆形或椭圆形缺损,直径多在 2cm 以内,偶尔可更大些,少数患者可有多个溃疡。临床表现为患者有慢性、节律性、周期性上腹疼痛,部分病例有反酸、暖气等症状,可并发呕血、便血、幽门梗阻及急性胃穿孔等病变。

(一)声像图表现

1.溃疡底部胃黏膜面出现凹陷,凹陷区形态规整,底部光滑,边缘对称稍隆起,呈"火山口"样改变。

2.凹陷基底部及周围增厚的胃壁呈低回声,部分可呈高回声。

3.凹陷表面可见斑点状的高回声。

4.胃壁蠕动一般正常,较大溃疡者局部胃壁蠕动可减弱。

(二)临床意义

超声对诊断胃溃疡敏感性较低,对表浅或较小溃疡及胃底、体部溃疡易漏诊,不能作为常规方法用于临床,此病确诊仍需胃镜检查及活检病理诊断。但对胃溃疡的大小、深度及治疗愈合情况可作动态观察,也可了解溃疡有无恶变及胃外转移的情况。

【胃壁囊肿】

胃壁囊肿较为少见,多数囊肿继发于胃壁的迷走胰腺,为胰液潴留所致的假性囊肿。

声像图表现为胃壁的黏膜下可见囊性的圆形或类圆形无回声区,囊壁薄而光滑。

【贲门失弛缓症】

又称贲门痉挛,是食管肌肉功能障碍所致的一种疾病。导致下食管括约肌呈失弛缓状态,临床表现为吞咽困难、胸骨后疼痛及食物反流。本病常见于 20～40 岁,男女发病率相似。声像图表现如下:

1.空腹显示食管下段明显扩张,部分呈迂曲状,近贲门管处食管长轴呈尖锯状。

2.扩张的食管内可见潴留的液体无回声区及食物形成的光点或光

团回声。食管蠕动增强,内容物呈往返运动或逆运动。

3.当食管下段管腔充盈达到一定程度时,内容物可暂时通过贲门入胃,继而又重新阻塞。

【先天性肥厚性幽门狭窄】

先天性肥厚性幽门狭窄是新生儿常见腹部外科疾病。病理改变为幽门全层肌肉肥厚、增生,以环形肌更为显著。整个幽门形成纺锤形肿块,可引起幽门机械性梗阻。临床主要表现为呕吐,且逐渐加重,上腹部可见胃蠕动波。大多数病例于右上腹可摸到橄榄形肿块。

(一)声像图表现

1.幽门肌层显示环状增厚,幽门长轴断面呈梭形或橄榄状实质性低回声区,其长度大于 20mm,厚度大于 4mm,短轴断面直径大于 15mm。肥厚的肌层与胃壁回声带相延续,中间为狭窄的幽门管腔。

2.胃腔扩大、排空延迟,近幽门部蠕动消失或出现逆运动。

(二)鉴别诊断

本病依据典型的声像图特征即可诊断,其他各种原因引起的幽门梗阻均无恒定的幽门肌肥厚特征,以此可资鉴别。

(三)临床意义

超声检查可清晰显示幽门部增厚的胃壁及扩张的胃腔,可作为本病诊断的首选检查方法。

【胃幽门梗阻】

引起幽门梗阻的常见原因有:位于幽门部位的炎症反应所致的黏膜充血、水肿或反射性幽门痉挛收缩;慢性溃疡引起的黏膜下纤维化,形成瘢痕狭窄,引起幽门梗阻;肿瘤阻塞幽门通道造成梗阻。声像图表现如下:

1.空腹时可见胃内有大量的液性无回声区,并有大小不等的光点及斑片状回声漂浮其中。

2.幽门管腔内径狭窄变细,胃壁运动可亢进或消失,在胃窦部常见到逆蠕动。

3.胃窦部肿瘤引起的梗阻,可见到肿瘤为实质性低回声区,呈局限性隆起,幽门管狭窄变形。

【**急性胃扩张**】

急性胃扩张系因胃及十二指肠内有大量内容物不能排出,从而发生胃及十二指肠极度膨胀,国内报告多认为因暴饮暴食所致。胃及十二指肠呈高度扩张状态,胃壁薄。患者可有上腹或脐部胀满、疼痛,继之则出现呕吐。腹部检查有振水音,肠鸣音多减弱,甚至消失。

(一)**声像图表现**

1.胃腔内有大量液性无回声区及食物残渣形成的光点群或光团回声,部分患者十二指肠球部可明显扩张。

2.胃高度扩张,胃壁变薄,胃蠕动减弱或消失。

3.胃腔体表投影占据整个上腹部,下缘可达脐下。

(二)**鉴别诊断**

幽门梗阻与急性胃扩张的鉴别见表 3-5-3。

表 3-5-3 　幽门梗阻与急性胃扩张的鉴别

	幽门梗阻	急性胃扩张
起病情况	缓慢	急
幽门或胃窦部有无病变显示	有肿瘤或溃疡所致的胃壁不均匀增厚	无
胃扩张程度	轻	重
逆运动波	有	无

(三)**临床意义**

超声检查对幽门梗阻及急性胃扩张可做出及时诊断,为临床治疗提供可靠的诊断依据。

【**胃内异物**】

胃内异物分为两类:一类是由胃外进入,另一类在胃内形成。前者系由咽下异物及胃壁外伤引起。后者系因进食不能消化的某种物质后

在胃内积聚并与胃黏膜凝结而形成(胃石)。临床上患者可无明显症状,亦可有上腹部不适或疼痛。声像图表现如下:

1.充盈的胃腔内可见圆形或椭圆形的强回声团块,有时见弧形强光带,后方伴有明显声影。

2.强回声团块可随体位改变而移动。

3.若胃内有其他异物,则根据异物性质不同,声像图表现各异。

【胃下垂】

胃下垂是由于胃膈韧带与胃肝韧带松弛无力,致使胃小弯水平下降至髂嵴连线以下。十二指肠球部向左偏移,此病多见于瘦长体型的女性患者。轻度胃下垂多无症状,重度胃下垂患者可有腹胀、慢性腹痛、呕吐等症状。

声像图表现:口服胃造影剂可见充盈的胃腔无回声区,当处于站立位时位置降低,胃小弯低于脐水平。轻度胃下垂者在脐水平下 5cm 以内,中度胃下垂者胃小弯水平在脐水平下 5~8cm,重度胃下垂者胃小弯水平在脐水平下大于 8cm。

【胃肠穿孔】

胃肠穿孔最多见的原因为胃、十二指肠溃疡向深部发展,穿通胃、十二指肠壁引起穿孔,其次为伤寒、急性胃扩张及外伤等原因导致胃肠道急性穿孔。由于胃肠道内容物经破裂孔流入腹腔引起化学性腹膜炎,患者可有骤然发作上腹剧痛,呈持续性。又由于腹膜炎的发生,疼痛可延及全腹,并可向肩背部放射。腹部触诊,腹肌呈板样紧张,且有压痛及反跳痛。声像图表现如下:

1.在肝脏前缘与腹壁间的肝前间隙可见游离气体强回声,其后方有多重反射。有的病例亦可在脾脏前缘及腹壁间显示游离气体强回声。

2.肝肾间隙及腹盆腔内可见到液性无回声区,其内混有胃肠内容物形成的光点、斑片状强回声。胃及十二指肠后壁穿孔时,易与胰腺被膜粘连,将漏出的胃肠液体与腹膜渗出液局限于小网膜囊内,形成网膜囊积液。

3.穿孔被局限者亦可形成局部脓肿或炎性包块,包块形态不规则,边缘模糊,内部回声强弱不均。

4.常伴有肠蠕动减弱或消失、肠腔积气等征象。

5.穿孔大者,偶尔可显示穿孔的部位、大小及胃内容物流向腹腔的征象。

第六节　肠道疾病

一、大肠癌

大肠癌包括结肠癌和直肠癌,是最常见的恶性肿瘤之一,以 41～50 岁发病率最高。大肠癌约半数位于直肠,1/4 位于乙状结肠,其余依次为盲肠、升结肠及横结肠。

对怀疑大肠癌者可进行直肠指检,钡剂灌肠或气钡对比双重造影,纤维结肠镜等项检查。超声检查对大肠癌可以判断肿瘤对肠壁的侵润深度、范围,对周围邻近组织和器官的侵袭情况,有无淋巴、血行远隔转移、术后复发等方面具有独特的作用。

【临床表现】

1.排便习惯与粪便性状改变常为最早出现的症状,如便次增加,腹泻,便秘,粪便带黏液、脓、血。腹痛为定位不确切之隐痛或腹部不适,胀气等。中晚期有消瘦,贫血以及急,慢性肠梗阻。

2.腹部可扪及质硬,表面不光滑,活动度不大之肿块(横,乙结肠癌活动度可较大)。

3.梗阻明显者可见肠型及蠕动波。偶见急性结肠梗阻,癌肿穿孔或癌肿破溃大出血者。

【超声表现】

1.增厚型　肠壁向心性不规则增厚伴管腔狭窄,肿瘤实质为稍欠均匀的低或较低回声;常见超声病理征象为"假肾"征和"靶环"征。病变处管腔通过不畅、近端肠管淤张或肠梗阻。在肿瘤和近端正常肠管交界处呈现管腔向心性收缩的挛缩状。

2.肿块型　表现为局限性、形态不规则或呈菜花状的、向腔内隆起的较低回声型肿块,表面不平整,实质回声不均。肿块外界常因癌组织浸润而显得界限不清;病变周围肠壁多正常。

3.溃疡型　以管壁增厚为主,中心区有局限的溃疡凹陷,溃疡基底处的管壁和周围部分相比明显变薄。

4.其他表现　肿瘤部位肠管僵硬,肠蠕动消失。

5.肿瘤转移征象　大肠癌主要转移途径有:①直接蔓延:进展期大肠癌穿透肠壁直接侵润邻近组织和器官,如膀胱、后腹膜、子宫、输尿管(图3-6-1);②淋巴转移:经淋巴结转移到结肠壁上和结肠、直肠周围的淋巴结,声像图显示为椭圆形弱回声结节;③血行转移:癌细胞可侵入门静脉后转移至肝、肺、肾等器官。

大肠癌发生肝转移声像图表现:①肝内有圆形或椭圆形结节常表现为"牛眼"征;②肝内显示多个密集大小不等圆形或椭圆形略高回声团成为"集簇"征;③肝脏转移结节可以钙化,显示为高回声结节后伴声影。

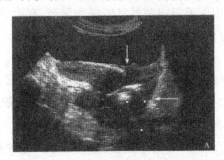

图 3-6-1　侵犯宫颈及膀胱直肠癌

超声显示直肠癌不规则增厚,呈低回声(↓),与宫颈分界不清,邻近的膀胱壁亦不规则增厚

6.彩色超声多普勒表现　在肿块型和部分管壁增厚型肿瘤实质内有较丰富的、不规则的血流信号。如显示肿块内有动脉血流信号,提示

有溃疡出血的可能性。

7.腔内超声表现 使用高频探头经直肠腔内探查,或腔内三维扫查,可判断肿瘤侵犯的深度,准确性可达 84.9%～93.7%。同时可判断有无周围淋巴结转移,最小可检出 4mm 大小的转移性淋巴结。

8.声学造影表现 静脉注射声学造影剂后,大肠癌与其他胃肠道恶性肿瘤强化形式相似,在动脉期强化明显,静脉期迅速消退。声学造影有利于了解肿瘤的侵犯范围及有无肝转移。

【鉴别诊断】

1.结肠息肉 息肉起自黏膜层,体积相对较小,多呈乳头状,有蒂,内部回声均匀。

2.结肠恶性淋巴瘤 以回盲部最多见。表现为肠壁增厚或形成较大的肿块,回声低,中心部可见溃疡形成的线状强回声及气体的多重反射回声。肠管腔无狭窄甚至增大。

3.结肠平滑肌肉瘤 肿瘤较大,直径大于 5mm,形态可规则或不规则。瘤体内可见液化坏死形成的无回声区。溃疡深大且不规则,可在肿瘤内形成假腔。

4.其他的鉴别诊断 还应考虑到肠结核、血吸虫病形成的肉芽肿、阑尾周围脓肿、克罗恩病、溃疡性结肠炎等非肿瘤病变。

二、肠梗阻

肠梗阻是自空肠起点至直肠之间肠内容物运行受阻表现为受阻部位以上的肠管扩张,肠内容物积存和蠕动功能紊乱,出现腹痛、腹胀、呕吐,不能排气和排便等症状。肠梗阻的发病有缓急之分,急性肠梗阻很常见,发病率仅次于急性阑尾炎,病情发展较快可引起死亡。

【临床表现】

1.腹痛 机械性肠梗阻因肠蠕动增强,常有阵发性腹绞痛。腹痛发作时病人常自感腹内有气体窜行,可见到或扪到肠型,听到高亢肠鸣音;如果是不完全肠梗阻,当气体通过梗阻后,疼痛骤然减轻或消失;肠扭转和肠套叠时,因肠系膜过度受牵拉,疼痛为持续性并阵发性加重;到病程晚期由于梗阻以上肠管过度扩张、收缩乏力,疼痛的程度和频率都减轻;当出现肠麻痹后,腹痛转变为持续性胀痛。

2.呕吐　呕吐的频度、呕吐量及呕吐物性状随梗阻部位的高低而有所不同。高位梗阻呕吐出现较早、较频繁,呕吐量较多;低位梗阻呕吐出现较晚,次数也较少,呕吐量较少,低位梗阻由于细菌繁殖的作用,呕吐物还具有粪臭味。

3.腹胀　梗阻时因肠管扩张而引起腹胀。腹胀程度因梗阻是否完全及梗阻部位而异。梗阻越完全,部位越低,腹胀越明显;有时梗阻虽完全,但由于肠管贮存功能丧失,呕吐早而频繁,亦可不出现腹胀。

4.停止排气排便　肠梗阻因为肠内容物运送受阻,不能排出体外,故肛门停止排气排便。但必须注意,梗阻部位远端的肠内容物仍可由蠕动下送。因此,即使完全梗阻,在这些内容物排净之前,患者可继续有排气排便,只是在排净之后才不再有排气排便。

此外,肠梗阻的临床症状还有水、电解质和酸碱平衡紊乱,遇有绞窄性梗阻、肠坏死,可出现休克、腹膜炎和胃肠出血等表现。

【超声表现】

1.肠管扩张伴积气、积液　正常小肠管直径小于3cm,梗阻肠祥管径均在3cm以上,并可显示扩张肠管内的液体、气体及肠内容物,呈无回声、低回声及中强点状回声(图3-6-2)。

2.肠蠕动异常　①声像图上可见到近端扩张的肠管内有频繁的蠕动,伴有液体无回声及气体点状回声的往返流动和旋涡流动;②麻痹性肠梗阻受累肠管蠕动减弱或消失时,可见局限性境界较清晰的类似包块样低回声或无回声区,动态观察无明显蠕动样位移,无明显气液流动。

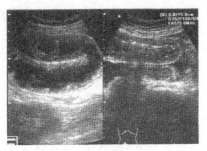

图 3-6-2　肠梗阻

肠管扩张,内部充满渗液

3.肠黏膜皱襞　可见与肠壁近乎垂直的长短不一的肠黏膜皱襞的线状回声,由两侧肠壁向肠腔内延伸,称为"键盘"征。

4.肠管张力状态的改变　扩张的肠管外壁光滑、圆润、富有弹性感。肠坏死时局部肠管膨胀性及张力下降,肠管壁下榻,管壁线平直,弹性消失。

5.有腹腔积液征。

【鉴别诊断】

1.胃十二指肠穿孔　多有溃疡病史,突发上腹剧痛。迅速蔓延全腹,有明显腹膜炎体征,腹肌高度紧张,可呈"板样腹",腹平片可见膈下游离气体。

2.急性胰腺炎　多于饮酒或暴饮暴食后发病,以上腹部疼痛为主,腹膜炎体征明显,血、尿淀粉酶显著升高。

3.胆石症、急性胆囊炎　疼痛多位于右上腹,以发作性绞痛为主,Murphy 征阳性。B超检查可发现胆囊结石、胆囊增大、胆囊壁水肿等。

4.急性阑尾炎　多数患者有较为典型的转移性右下腹痛和右下腹局限性压痛,如并发穿孔,会出现全腹痛和腹膜炎体征。

三、肠套叠

肠套叠是指一段肠管套入与其相连的肠腔内,并导致肠内容物通过障碍。肠套叠占肠梗阻的 15%～20%。有原发性和继发性两类。原发性肠套叠多发生于婴幼儿,继发性肠套叠则多见于成人。绝大数肠套叠是近端肠管向远端肠管内套入,逆性套叠较罕见,不及总例数的 10%。

【临床表现】

肠套叠依据临床发病缓急和梗阻程度,分为急性、亚急性和慢性 3 型。急性肠套叠多发生于婴儿,以持续、完全性急性肠梗阻者为特征;亚急性肠套叠,痉挛发生时间轻短,呈不完全性肠梗阻,多见于儿童;慢性肠套叠为慢性反复发作,好发于成人。

1.急性肠套叠　多有腹痛、呕吐、便血、肿块及全身情况的改变。

(1)腹痛:为肠套叠的首发症状。因肠套叠形成后,肠腔即发生梗阻,近端肠段发生剧烈的蠕动和痉挛性收缩,随着每一蠕动波发生,使套入段不断向前推进,将肠系膜牵入鞘内而产生剧痛。营养良好、平素健康的婴儿常出现阵发性的哭闹不安,面色苍白,手足乱动,呈痛苦状。持续 10～20min 后,安静入睡或玩耍如常。数分钟后又突然发作,如此反复。体质较弱或在肠炎、痢疾基础上发生肠套叠的患儿可无剧烈哭闹,仅表现为阵阵不安和面色苍白,较大儿童患肠套叠时腹痛发作间歇期一般较长。

(2)呕吐:肠系膜受到牵拉引起的反射性呕吐。为婴儿肠套叠的早期症状之一,常在阵发性哭闹开始不久即有发生,吐出物多为奶块或其他食物,以后常夹有胆汁,12～24h 后,呕吐可渐停止,但常有拒绝哺乳或饮食。较晚再次呕吐,甚或吐出物为粪臭液体,说明套叠所致之肠梗阻已十分严重。

(3)便血:套入部肠壁血循环障碍,肠腔内渗出血液与肠黏膜分泌液混合可出现便血。便血常于腹痛后 4～12h 发生,起初混有黄色便,很快即排出暗红色果酱样便,有时为深红色血水,也可仅为少许血丝。回结肠型套叠早期即有便血,小肠型肠套叠便血发生较迟,较大儿童往往缺乏肠套叠便血症状,或在发病数天后才发生。若患儿无自行排便,肛门指诊可见手套染血。

(4)腹块:病初腹痛暂停期一般能顺利进行腹部检查,扪及肠套叠所形成的肿块。检查自右下腹开始,依次摸右季肋部,上腹中部及左腹部,因婴幼儿肠套叠以回盲型居多,肿块的部位多沿结肠框分布,严重者可达直肠。肿块表面光滑,可活动,形状多如腊肠或香蕉状,中等硬度,略带弹性。此为确立诊断最有意义的体征。发病超过1～2天者,因套叠部以上小肠胀气显著,故往往难以扪及肿块。

(5)全身情况:随肠套叠的病情进展可出现精神萎靡,表情冷漠,呈重病容。48h后出现肠坏死者可产生腹膜炎体征,全身情况更趋恶化,常有高热、严重水电解质失衡、明显中毒症状与休克等表现。

2.慢性肠套叠　多发生于成人,症状颇不典型,83%～92%具有导致肠套叠的器质性病变。其病程发展缓慢,表现为慢性、间歇性、不全性梗阻,症状出现数天、数月,甚或1年以上,最后可逐渐发展为急性完全性梗阻。初发为反复出现肠道炎症及肠道功能紊乱症状,腹痛并伴有恶心和呕吐,大便中可有少量的黏液和血液,也可完全正常。腹部肿块在疼痛发作时可出现或变硬,并可见到肠型,疼痛间歇期恢复原状,若套叠自行复位,则腹块可完全消失。

【超声表现】

1.肠套叠部位显示边界清楚的包块,其横断面呈大环套小环的特征表现,即“同心圆”征或“靶环”征(图3-6-3)。外圆呈均匀的低回声环带,系鞘部肠壁回声,低回声带系水肿增厚的反折壁及其鞘部之间的少量肠内液体形成。在大的外圆内,又有一个小低回声环带,形成内圆。内、外圆间为高回声环,中心部为高回声团,其边缘欠光整。套叠部的纵断面呈“套筒”征或“假肾”征(图3-6-4)。有时可能显示套叠的顶部和颈部,顶部呈头状盲端。“假肾”征通常是在套叠时间较长,肠壁发生严重水肿时出现,或是成人患者存在肠管肿瘤或息肉时出现。

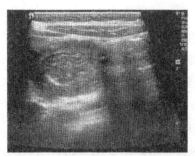

图 3-6-3   肠套叠横切面呈"同心圆"征

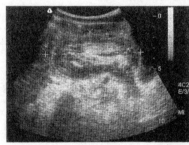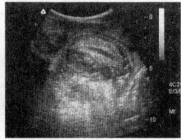

图 3-6-4   肠套叠纵切面呈"套筒"征

2.肠梗阻表现:声像图显示肠管扩张,内容物积聚,蠕动亢进或显著减弱。

3.彩色多普勒超声如显示套入的肠管部分无血流信号,可能显示为肠壁缺血坏死,但当血流速度缓慢,仪器的敏感性不够时,也可不显示血流信号,从而出现假阳性结果。

4.声学造影技术避免了彩色多普勒的内在不足,可以明确显示套入的肠管部分是否有血流灌注,进而准确判断有无肠壁缺血坏死。

【鉴别诊断】

1.胃肠道肿瘤:亦可出现"靶环"征或"假肾"征,但形态多不规则,肠壁厚薄不一,中心部位可见较强的活动气体反射,改变体位时气体反射变化明显。而肠套叠的中心强回声区多较固定,范围相对较大,且外圆轮廓较光滑、完整。

2.有时排空的胃窦部也可表现为"靶环"征或"同心圆"征,但形态多不固定,随着胃蠕动的不断出现,"同心圆"也不断变化,或时有时无。

四、急性阑尾炎

【临床表现】

本病为最常见的外科急腹症,居各种急腹症的首位。转移性右下腹痛及阑尾点压痛、反跳痛为其常见临床表现,但是急性阑尾炎的病情变化多端。其临床表现为持续伴阵发性加剧的右下腹痛,恶心呕吐,多数病人白细胞和嗜中性粒细胞计数增高。而右下腹阑尾区(麦氏点)压痛,则是该病重要的一个体征。典型的急性阑尾炎病人,腹痛开始的部位多在上腹痛、剑突下或脐周围,约经 6～8 小时或十多小时后,腹痛部位逐渐下移,最后固定于右下腹部。腹痛的特点:急性阑尾炎的病人腹痛多数以突发性和持续性开始的,少数可能以阵发性腹痛开始,而后逐渐加重。

1.罗氏征(又称间接压痛)　罗氏征阳性结果只能说明右下腹部有感染存在,不能判断阑尾炎的病理类型和程度。当右下腹疼痛需要与右侧输尿管结石等疾病鉴别时,罗氏征的检查可能有一定的帮助。

2.腰大肌征　腰大肌征阳性,提示阑尾可能位于盲肠后或腹膜后,当下肢过伸时,可使腰大肌挤压到发炎的阑尾。

3.闭孔肌征　阳性表示阑尾位置较低,炎症波及闭孔内肌的结果。

胃肠道的反应:恶心、呕吐最为常见,早期的呕吐多为反射性,常发生在腹痛的高峰期,呕吐物为食物残渣和胃液,晚期的呕吐则与腹膜炎有关。全身反应:病程中发热,单纯性阑尾炎的体温多在 37.5～38.0℃,化脓性和穿孔性阑尾炎时,体温较高,可达 39℃左右,极少数病人出现寒战高热,体温可升到 40℃以上。

【超声表现】

诊断主要依靠临床表现,以及实验室检查,单纯阑尾炎超声特异性不高,化脓性阑尾炎时超声可见阑尾肿大,腔内有不规则的液性暗区或粪石强回声,阑尾周围可见游离液性暗区。严重包裹时可见与周围肠管粘连造成的较大包块,常常边界不清,内部回声杂乱,可有彩色血流信号显示。

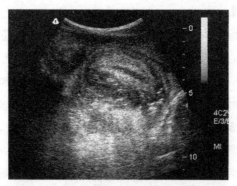

图 3-6-5　急性阑尾炎阑尾增大,血供增多

【鉴别诊断】

1.需要与内科急腹症鉴别的疾病　①右下肺炎和胸膜炎;②急性肠系膜淋巴结炎;③局限性回肠炎。

2.需要与妇产科急腹症鉴别的疾病　①右侧输卵管妊娠;②卵巢囊肿扭转;③卵巢滤泡破裂;④急性附件炎。

3.需要与外科急腹症鉴别的疾病　①溃疡病急性穿孔;②急性胆囊炎、胆石症;③急性梅克尔憩室炎;④右侧输尿管结石。

第四章　泌尿系统超声诊断

第一节　肾脏疾病

一、肾囊性疾病

(一)肾囊肿

肾囊肿是肾脏内出现与外界不相通的囊性病变的总称。常见的肾囊肿如单纯肾囊肿、肾盂旁囊肿以及多囊肾等。

【临床表现】

通常无症状,多在体检或其他疾病做影像学检查时偶然发现。部分患者会感到患侧"腰背酸痛"的症状,往往也不是由肾囊肿直接导致的。一些非常大的肾囊肿,尤其是发生囊内出血或感染的肾囊肿会明显的产生腰腹疼痛不适症状。有的肾囊肿恰巧压迫了输尿管或肾盏颈部,会引起肾积水和继发感染,继而出现腰痛、发热、尿路感染的症状。个别的单纯肾囊肿会发生囊壁癌变,癌变率约为1%,囊肿内有出血时应警惕癌变可能。

【超声表现】

1.单纯性肾囊肿:呈圆形的无回声区,囊壁薄而光滑,后方回声增强为其特征,囊肿常向肾表面凸出,其大小不一,巨大者直径可超过10cm,超声能显示的最小囊肿为3mm。

2.多房性肾囊肿在无回声的囊内有菲薄的隔,呈条带状高回声,各房中囊液相通。应与多囊肾鉴别。

3.肾盂旁囊肿位于肾窦回声内,容易压迫肾盂或肾盏,造成肾积水。

4.肾盂源性囊肿(或称肾盏憩室)在肾实质内出现无回声区。囊肿不大,约在 1~2cm 之间,个别有大至 5cm 者,一般不易与单纯性囊肿区别,除非在囊腔内有砂样结石形成,改变体位时,结石在囊腔内向重力方向移位,声像图显示为一个无回声囊肿,在其重力方向出现彗尾征,就容易识别,这种囊肿称为肾钙乳症。

5.成人型多囊肾:多囊肾是常染色体异常所导致的肾脏多囊性病变。一般会伴有多囊肝、多囊脾、多囊胰。表现为两肾增大,随病情轻重不同,肾增大程度出入很多,囊的多少和大小也各不相同,囊少而大者病情轻;囊多而小者,病情反而严重。声像图所见往往是全肾布满大小不等的囊肿,甚至肾实质回声与肾窦回声都分不清楚。囊肿随年龄的增大而增多增大,囊肿出现愈早,预后不佳。

6.婴儿型多囊肾:发病早,在婴儿期已发病,囊小而极多,声像图往往仅见两肾增大和肾结构失常,出现许多增强光点,而见不到囊肿,预后极差。

【鉴别诊断】

多发性肾囊肿需要与多囊肾相鉴别,后者为无数大小不等的囊肿,前者仅为数个至十数个囊肿。然而多囊肾的声像图也有囊肿不多的,就需与多发性肾囊肿鉴别。两者的鉴别要点是多囊肾没有完好的肾实质,在没有大囊肿的肾实质部位,回声也明显增强;而多发性肾囊肿的肾实质回声仍属正常。

(二)肾盂旁囊肿

来自肾窦内的淋巴性囊肿,但一般也将位于肾盂旁向肾窦扩展的肾囊肿包括在内。囊肿位于肾窦内,容易压迫肾盂引起肾盂积水和肾盏积水。

【临床表现】

腰部症状是由于囊肿压迫肾盂输尿管使平滑肌痉挛、囊肿生长牵拉包膜以及继发性肾积水所致,此为较常见症状。血尿:由于平滑肌痉挛可产生镜下血尿或肉眼血尿,但囊肿破裂并与肾盂相通后则为肉眼血尿甚至蚯蚓血条;高血压为压迫肾盂梗阻后致使肾缺血而使肾素血管紧张素增高所致;囊肿较大或致肾积水巨大者还可以触及腹部包块;合并感染时尚有寒战、高热、肾区叩痛等症状;部分患者体检时偶然发现。囊肿小或压迫肾盂轻微而不产生上述临床症状。

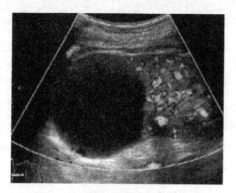

图 4-1-1　肾上极囊肿向肾外凸出

【超声表现】

在肾窦回声内出现囊肿的液性暗区,很像肾盂或肾盏积水,但仅限于肾窦的一部分,不与各个肾盏或整个肾盂相通。肾盂旁囊肿对肾盂压迫、推挤容易引起肾盂积水,可兼有囊肿和肾盂积水声像图。

【鉴别诊断】

肾盂旁囊肿与肾积水均为肾窦回声分离,其中出现液性暗区,但前者局限于局部,不累及整个肾盂,而且对肾窦回声压迫、推挤,在各个方向往往不同,形成不对称现象。肾积水的肾窦分离前后对称。

肾盂旁囊肿和个别肾盏积水也不同,肾盏积水可在声像图中肾盏的漏斗部发现结石或肿瘤等梗阻因素。

肾盂旁囊肿压迫合并肾盏积水者,从肾窦回声内出现两个液性区,二者不相通,可得出诊断,但还需与同时存在两个肾盂旁囊肿鉴别。

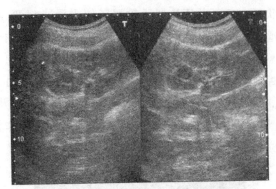

图 4-1-2　**纵切面与横切面显示肾盂囊肿**

(三)多囊肾

多囊肾是一种先天性遗传性疾病。可分为成年型与婴儿型两类。本病多为双侧性,单侧极为少见,成年型多囊肾体积常显著增大,表面呈多囊状隆起,肾内布满无数大小不等的囊肿,呈海绵状,其内为淡黄色液体。肾实质因受囊肿压迫而有不同程度的萎缩。囊肿与肾盂肾盏不相通。多囊肾呈合并有其他实质脏器的多囊性病变,如肝、脾、胰腺等。

【临床表现】

多囊肾发展缓慢,病变较轻者,可无明显症状,出现临床症状者,多为病变较重的中老年患者。婴儿型多囊肾囊肿极小,出现症状后多在短期内死亡,临床少见。多囊肾的主要表现有腰腹部胀痛、恶心、呕吐、间歇性血尿和季肋部触及肿块。多囊肾可并发尿路感染或引起高血压,随肾功能减退,最后出现尿毒症症状。

【超声表现】

肾脏体积增大,包膜凹凸不平,肾失去正常形态。肾实质内显示无数个大小不等的囊状无回声区,呈弥漫分布,后方回声增强。肾实质大部分被囊肿占据,有时可见少许肾实质,但其回声增强。当合并感染时,囊肿无回声区内可见云雾状或散在的点状回声。肾体积明显增大,肾内无数个大小不等囊肿和肾实质回声增强是多囊肾回声图的三个主要表现。婴儿型多囊肾因囊肿较小,有时超声不能显示囊肿,常仅表现为肾实质回声弥漫性增强。

【鉴别诊断】

1.多发性肾囊肿　　多囊肾为无数大小不等的囊肿,多发性肾囊肿仅为数个至十数个囊肿。然而多囊肾的声像图也有囊肿不多的,就需与多发性肾囊肿鉴别。两者的鉴别要点是多囊肾没有完好的肾实质,在没有大囊肿的肾实质部位,回声也明显增强;而多发性肾囊肿的肾实质回声仍属正常。

2.重度肾积水　　肾积水也可双侧性。由于肾盏呈杵状扩张,使其某些断面可呈多数囊状或多房囊状而与多囊肾混淆,声像图应注意有无残存肾实质以及肾内囊肿是否与其他囊腔相同。多囊肾的多数囊状大小相差悬殊,彼此不相通。此外多囊肾的表面高低不平,致使肾轮廓和肝肾之间界限不清,与肾积水境界清楚的肾轮廓迥然不同。

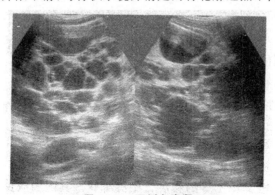

图 4-1-3　双侧多囊肾

（四）肾积水

肾积水是由于尿路阻塞而引起的肾盂肾盏扩大伴有肾组织萎缩。尿路阻塞可发生于泌尿道的任何部位,可为单侧或双侧。阻塞的程度可为完全性或不完全性,持续一定时间后都可引起肾盂积水。梗阻以上部位因尿液排出不畅而使压力逐渐增高,管腔扩大,最终导致肾脏积水、扩张,肾实质变薄、肾功能减退,若双侧梗阻,则出现尿毒症后果严重。

【临床表现】

原发病的症状,如结石有疼痛,肿瘤有血尿,尿道狭窄有排尿困难等。积水侧腰部胀痛。并发感染有畏寒、发热、脓尿。患侧腰部囊性包块。双侧梗阻出现慢性肾功能不全,尿毒症。

【超声表现】

轻度肾积水,在声像图上出现肾窦分离,肾盂肾盏均有轻度积水,但肾实质厚度和彩色血流不受影响。中度肾积水,肾窦回声中出现无回声区,因各人肾盂肾盏原来形态不同,显示各种形态的肾积水声像图,肾盏积水明显可见重度肾积水,肾盂肾盏明显扩大,显示各形无回声区,肾实质明显变薄,肾实质内彩色血流明显减少或消失。对肾积水可用超声向下追踪探测,常能找到梗阻部位和梗阻原因。

【鉴别诊断】

生理性肾窦回声分离与病理性肾积水的鉴别:在生理情况下,膀胱过分充盈和(或)大量饮水(或利尿药、解痉剂的应用),可使肾盂内贮有少量尿液,声像图出现肾窦回声分离,在排尿后或等利尿期过后,肾窦回声分离现象消失,有别于因尿路梗阻而引起的肾积水,可以鉴别。妊娠妇女常有双侧对称性轻度肾窦回声分离,也属生理现象(属黄体酮作用)。

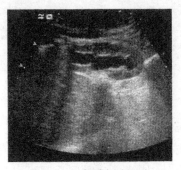

图 4-1-4　肾脏轻度积水

二、肾肿瘤

肾肿瘤是泌尿系统较常见的肿瘤之一,多为恶性。临床中常见的肾肿瘤包括源自肾实质的肾细胞癌、肾母细胞瘤以及发生于肾盂肾盏的移行细胞乳头状肿瘤。成人恶性肿瘤中肾肿瘤占 2%～3%,而肾母细胞瘤是婴幼儿中最常见的实体恶性肿瘤,发病率占婴幼儿恶性肿瘤的 20%左右。

(一)肾血管平滑肌脂肪瘤

肾血管平滑肌脂肪瘤又称肾错构瘤或良性间叶瘤。其发病率约占肾肿瘤的 2%～3%,肿瘤是由血管、平滑肌、脂肪组织混合构成。常见于肾包膜下的实质内,也有少数位于肾窦旁。肿瘤直径多为 1～2cm,无包膜,但境界清楚。分为两种类型:一种为单侧肾单发性病变,较多见;另一种为双侧肾病变,且为多发性,此型多伴有结节性硬化症,临床较少见。

【临床表现】

肿瘤在肾内多无症状;如肿瘤破裂可发生急性腹痛,腰部肿块增大及内出血症状。

【超声表现】

肾血管平滑肌脂肪瘤位于肾实质内,也可位于肾表面,声像图表现颇具特征性。较小的肾血管平滑肌脂肪瘤肾外形正常,较大者,可致肾表面隆起或肾窦受压变形。其内部回声取决于肿瘤的大小和血管、脂肪、平滑肌组织的构成比例。典型的肾血管平滑肌脂肪瘤为边界锐利的高回声团。回声水平与肾窦或肾周脂肪囊相似,极易辨认。小的肾血管平滑肌脂肪瘤多呈圆形,回声虽高但无声衰减。大的肾血管平滑肌脂肪瘤内部声学界面较大,表现为高低回声相间的杂乱回声,呈分层状,似洋葱切面。偶尔肾血管平滑肌脂肪瘤呈低回声,边缘不光整,有边缘裂隙征。约 20%～30%肾血管平滑肌脂肪瘤可有不同程度的后方声衰减。但是无钙化,内部极少有囊性无回声区。

【鉴别诊断】

肾血管平滑肌脂肪瘤应注意与肾细胞癌鉴别,偶尔体积很小的肾细胞癌声像图可呈高回声,但是多数可见假包膜回声,周围有低回声晕,无边缘裂隙征象,后方声衰减,内部有钙化或小的不规则无回声区。体积大的肾血管平滑肌脂肪瘤合并内部出血时,也可能与大的肾细胞癌混淆。肾血管平滑肌脂肪瘤尽管体积大,但是局限性很好,无周围浸润,无血管内瘤栓。出血时瘤体增大而后缩小,再出血时再增大,再缩小。CT扫查肾细胞癌无脂肪组织,与肾血管平滑肌脂肪瘤很容易鉴别。

(二)肾透明细胞癌

肾实质癌是来源于肾小管上皮细胞的腺癌,85%为透明细胞癌,还有一部分为颗粒细胞癌及混合细胞癌。癌中常有出血、坏死、囊变和钙化。生于肾实质内,长大后浸润、压迫、破坏肾盂肾盏,向肾包膜外发展,形成血管瘤栓或转移到淋巴结及其他脏器。

【临床表现】

早期常无症状,或只有发热、乏力等全身症状,肿瘤体积增大时才被发现。临床主要表现为血尿、肾区痛和肿块。

【超声表现】

本病声像图大致可分为局限型和弥漫浸润型两类。前者主要超声有如下表现:

1.肾外形异常　　较大的肾肿物可自肾表面隆起形成结节,多呈圆形或椭圆形,有占位性特点。偶尔肿物呈外向性生长甚至带蒂。

2.肾实质局限性回声异常　　按肿瘤回声的强弱可分回声减低型、等回声型、回声增多型和囊性变型四类。后者与实性肿瘤内部出血、坏死、液化过程有关。恶性生长迅速的肿瘤多见。

3.肾窦回声异常　　可出现外压性移位、变形、中断以至消失等表现。

4.局部肿瘤引起周围肾实质的弧形压迹　　从不同角度进行观察,可以发现肿物引起对周围肾实质包括皮质、肾柱的弧形压迹或弧形边缘,呈杯口状改变。

5.肾外扩散与转移征象　肾细胞癌具有沿肾静脉扩散引起肾静脉、下腔静脉瘤栓和阻塞倾向。恶性肿瘤常引起肾门淋巴结和腹膜后淋巴结肿大导致肾静脉、下腔静脉移位受压等其他征象,引起肝内转移者比较少见。

【鉴别诊断】

1.交界性肾实质　以往称为肥大性肾柱引起的假肿瘤,因其回声比肾窦低而误解,但它的回声和正常肾皮质相同。实时超声观察,该肿块不伴有肾盂、肾盏畸形或肾积水等继发征象,高灵敏度的 CDFI 检查可见该肾内动静脉血管及分布完全正常、规则,不存在任何占位效应,故可有效地与肾肿瘤相鉴别。

2.淋巴瘤　伴有坏死和液化的肾细胞癌和肾母细胞癌等透声肿瘤需与化脓性肾盂肾炎、肾脓肿鉴别,某些肾结核和黄色肉芽肿性肾盂肾炎也容易和肾肿瘤混淆。从声像图来看它们之间没有根本的区别,结合病史和其他临床资料综合分析是必要的。

3.与肾外肿物鉴别　肾的邻近器官如肾上腺、肝、胆囊、脾脏、胰腺等肿物尽管可以和肾相邻,因在肾脂肪囊之外,它们在声像图上与肾分界清楚,超声鉴别并不困难。

(三)肾母细胞瘤

肾母细胞瘤是婴幼儿最多见的恶性实体瘤之一,又称 Wilms 瘤。多见于 2～4 岁儿童。其特点是瘤体大,生长迅速。

【临床表现】

进行性增大的腹部肿块是最常见的症状,肿块位于上腹季肋部一侧,中等硬度,无压痛早期可稍有活动性。约有 1/3 患儿出现程度不同的疼痛。约 25% 患儿有镜下血尿,10%～15% 患儿出现肉眼血尿。约 30%～63% 病例出现高血压。晚期转移出现全身症状,无力、疲乏、烦躁、体重下降、食欲不振等。

【超声表现】

声像图表现依据肿瘤大小、是否均质、出血坏死以及液化等而有很大不同。巨大肿瘤常将残余肾推向一边。组织学上似肉瘤并含较少间质者常表现为均质性；在实性成分中出现多个含液小区代表肿瘤组织崩解和液体积聚。少数肿瘤可出现钙化引起的强回声和声影。扫查是除应检查肾静脉和下腔静脉及局部淋巴结有无侵犯外，尚应仔细检查对侧肾脏，约有 4％的病例为双侧性肾母细胞瘤。肾母细胞瘤血供极丰富，CDFI 有助于提高肾肿瘤的检查率。

【鉴别诊断】

1.与肾外肿物鉴别　肾的邻近器官如肾上腺、肝、胆囊、脾脏、胰腺等肿物尽管可以和肾相邻，因在肾脂肪囊之外，它们在声像图上与肾分界清楚，超声鉴别并不困难。

2.淋巴瘤　伴有坏死和液化的肾细胞癌和肾母细胞癌等透声肿瘤需与化脓性肾盂肾炎、肾脓肿鉴别，某些肾结核和黄色肉芽肿性肾盂肾炎也容易和肾肿瘤混淆。从声像图来看它们之间没有根本的区别，结合病史和其他临床资料综合分析时必要的。

三、肾结石

肾结石指发生于肾盏、肾盂及肾盂与输尿管连接部的结石。结石常始发在下肾盏和肾盂输尿管连接处可为单个或多发，其大小甚悬殊，小的如粟粒，甚至为泥沙样，大的可充满肾盂或整个肾盏呈铸形结石。肾是泌尿系形成结石的主要部位，其他任何部位的结石都可以原发于肾脏，输尿管结石几乎均来自肾脏。肾结石大多含混合两种或两种以上的成分。

【临床表现】

肾结石最常见的症状是腰痛和血尿。仅少数在肾盂中较大不活动的结石，又无明显梗阻感染时，可长期无症状，甚至患肾完全失去功能，症状仍不明显。在肾盂内较小的结石由于移动性大和直接刺激，能引起平滑肌痉挛,或结石嵌顿于肾盂输尿管交界处发生急性梗阻时,则出现肾绞痛。绞痛后出现血尿,多为镜下血尿,也有肉眼血尿。有的病人表现为贫血、胃肠道症状或尿路感染而就诊,易造成误诊。体检可有肾区叩击痛,在结石引起肾积水多能摸到肿大的肾脏。

【超声表现】

结石表现为强回声光团并伴有典型回声。较小的肾结石呈点状强回声而无声影,多聚积于肾小盏的后部。伴有肾小盏积水者,呈典型的无回声区内的点状强回声。在不伴有积水的患者,小的肾结石往往容易被肾窦回声掩盖。光滑质硬的草酸钙结石和大的鹿角形结石呈圆弧状回声,后部不限时。尿酸结石等粗糙质软的肾结石和其他成分的小肾结石可显示全貌。

【鉴别诊断】

肾结石应与先天性海绵肾(双侧肾小管扩张伴细小结石)和肾钙质沉着症(双侧,多见于高血钙症和肾小管中毒)鉴别,二者皆发生在肾锥体部,通常不伴声影。

四、肾结核

泌尿系结核是继发于全身其他部位的结核病灶,其中最主要的是肾结核。在泌尿系结核中肾结核是最为常见、最先发生,以后由肾脏蔓延至整个泌尿系统。因此肾结核实际上具有代表着泌尿系结核的意义。本病多见于青壮年(占82%),男性略多于女性,为最常见的肺外结核,在未经治疗的肺结核中,并发肾结核者占4%~8%。

【临床表现】

肾结核的临床表现与病变侵犯的部位及组织损害的程度有所不同。病变初期局限于肾脏的某一部分则临床症状甚少,仅在检验尿液时有异常发现,尿中可找到结核杆菌。当结核从肾脏而影响膀胱,造成膀胱结核时,则有一系列的症状出现,其主要表现有尿频、尿急、尿痛、血尿、脓尿、腰痛等。

【超声表现】

大部分中晚期的肾结核可根据其不同的病理发展阶段做出正确的声像图诊断与分型。

1.**特异性感染**　在临床上约 85％为一侧性病变,其余为双侧性。结核杆菌经血行到达肾脏,结核菌最初侵犯肾皮质继而侵犯髓质及乳头,引起组织破坏,结核结节向肾盏肾盂侵袭破坏,形成干酪坏死区并继发输尿管病变致不同程度梗阻,为声像图改变的基础。超声表现为在肾内出现形态、大小不同低弱或回声病变区,由于肾结核的声像图表现是随肾结核的病理学演变过程的不同而呈现复杂性和多变性,当遇到既不像典型的肾积水,又不像典型的结石、肿瘤、肾囊肿时,即所谓"四不像"。

2.**积水型肾结核**　早期肾结核病变局限在肾皮质,病灶小,超声难以发现。当肾盂、肾盏扩张,内呈无回声区,壁粗糙不整,边缘回声增强,多可见输尿管壁粗糙增厚,回声增强,管腔狭窄。

3.**结节型肾结核**　当实质内病灶范围逐渐扩大,结节彼此融合,甚至形成干酪样空洞时,超声表现为实质内大小不等的弱回声结节或囊性无回声区,无回声区内透声差。

4.**炎症萎缩型肾结核**　高度纤维化是肾结核的另一病理特点,当病变累及肾盂肾盏输尿管时,可引起相应部位的狭窄和梗阻,引起肾积水,同时纤维化病变可使肾皮质和髓质分隔开来,导致肾实质缺血、萎缩。超声表现为肾脏明显缩小,包膜不规则,实质与肾窦分界不清,表面不光滑,高低不平,可见不均匀的强回声区。

5.**积脓型肾结核**　当结核结节彼此融合,中心发生坏死,形成干酪样空洞时,声像图上表现为"囊肿"样改变。当肾内病灶浸润范围逐渐扩大,且多不能自行愈合,而病灶彼此融合,中心坏死,最后形成多个空洞或肾积脓,使整个肾内淤积大量脓液。声像图表现为肾实质及肾盂内见单个或多个大小不等的低回声或囊性无回声伴光点,形成积脓型肾结核。

6.钙化型肾结核　病程日久,钙化是严重肾结核的标志,肾脏弥漫性回声增强,光点粗大,回声不均匀,肾内见大小不等形态不规则的团块状与斑片状强回声伴声影。

7.混合型肾结核　当肾脏有多种病变混合存在,肾内既有干酪样空洞和肾盏积脓或积水。同时尚存在斑点状、斑团状钙化灶时,超声表现为肾实质回声杂乱,可见多个无回声区及斑片状或团块状强回声伴声影,肾盂、肾盏扩张,内为无声区,可伴输尿管扩张。

【鉴别诊断】

鉴于肾结核声像图的复杂性和多样性,应注意与肾肿瘤、肾积水、肾结石、肾脓肿的鉴别。超声引导组织学活检或抽液(脓)检验可以提供明确的诊断和鉴别诊断依据。

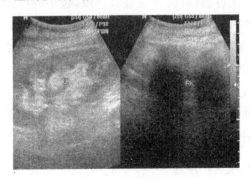

图 4-1-5　右侧自截肾

五、肾脓肿

肾脓肿是指肾脏实质因炎症化脓而被破坏,形成一脓性包囊,肾功能完全丧失,常见于上尿路梗阻的患者。

【临床表现】

高热、寒战、全身乏力、呕吐、虚脱、病人有不同程度的贫血,为全身表现,腰痛,慢性病人患侧腰部明显压痛及叩击痛,腰部可扪及肿块。

【超声表现】

患部肾形增大,向外隆起,肾内出现低回声区,有球体感,边界模糊不清,且肾活动度明显受限,以低回声区与周围组织明显粘连,肾轮廓线中断,呼吸时牵住肾脏不能上下移动,实时检查极易被发现。液化后回声减低,边界清楚,但活动受限。抗感染治疗后。低回声肿块可渐次消失,但活动受限持续数月。

早期:肾脏体积形态正常,肾皮质内可见低回声结节,可单发或多发,边界欠清晰,形态欠规则,个别内有小透声区。彩超叶间动脉自然走行于脓肿内或其边缘。叶间动脉血流峰速明显高于正常区域或对侧肾脏相同部位。

中晚期:肾脏体积增大,可有形态失常,皮质内可见混合性包块,包块形态不规则,无包膜,可向外突破肾包膜,包块内可见不规则液性暗区,其周边有厚而毛糙的壁,似虫蚀样,集合系统无明显受压征象。伴有肾结石时肾盏内可见强回声光团伴声影,伴有肾周脓肿于肾周围见梭形或椭圆形低回声区。彩超显示包块区血流丰富。

【鉴别诊断】

与肾癌、肾结核、腰大肌脓肿等鉴别,肾癌肾活动正常,边界清楚,内部有结节,结合感染源和发热、腰痛、白细胞上升等。

六、肾先天性异常

(一)融合肾

胚胎发育的早期,若两侧肾原基在脐动脉之间发生融合则产生融合肾,融合肾分为两大类:两肾在中线,一侧融合者称为同侧融合肾;在中线附近融合者称为两侧融合肾或横过型融合肾。

【临床表现】

大多数融合肾患者无症状,但有些可发展为输尿管梗阻。若有输尿管梗阻引起肾积水或结石形成时,则易于感染。体格检查通常为阴性,除非可触及异常位置的肾块。实验室检查尿液分析除了有感染之外,都呈正常。肾功能亦正常,除非每个融合的肾块同时患病。

【超声表现】

肾脏位置较低,形态失常,伴旋转不全,两肾无分界,为二个相互独立的收集系统。

对侧融合肾超声纵向检查,在腹主动脉和下腔静脉前方显示与肾实质回声一致的低回声团块,紧贴腹主动脉和下腔静脉,位置固定。横向移动探头连续扫查,可见团块与两侧肾脏无分界,两侧肾脏连续为一个整体;蹄铁型肾(马蹄肾),两侧肾上极远离中心,位置相对正常。下极靠近中心,位置低,并在中线融合,形成蹄铁状外形。其长轴线呈"V"字形,与正常肾脏正好相反。

"S"型肾(乙状肾)者,连续扫查可见两肾位置上下相差很大,上极明显降低并移至中线与另一侧肾下极融合,形成"S"状外形。两肾长轴接近于平行,肾门也明显转向前,很容易显示其内部结构和出入的血管。同侧融合肾的声像图特点为仅在一侧显示一个外形较长的大肾脏,其集合系统为两个各自相互独立、分界明显的高回声团,颇似重复肾。但是对侧或其他部位再无肾脏回声。

盘状肾较少见,位于骶胛前方或盆腔内口,位置表浅,呈块状或圆盘状低回声团,表面不平,呈分叶状,集合系统呈两个高回声团。融合肾几乎都存在旋转不全。肾积水和结石的发生率明显增加。融合肾位置表浅,CDFI能够判断存在两个收集系统也为其特征。

超声诊断融合肾必须具备三个条件:双肾实质在同一侧或对侧融合;有各自独立、相互分离的收集系统回声和两条输尿管;无第三个肾脏存在。

【鉴别诊断】

1.重复肾 与同侧融合肾极为类似,对侧有肾脏。

2.单肾发育不良(肾缺如) 只有一个集合系统的回声,但是,如果合并重复肾,两者很容易混淆。重复肾的两条输尿管开口于同侧三角区,或一个开口位于三角区,另一个开口位于异位低位的其他位置。

(二)分叶肾

分叶肾为肾脏一种形态异常,新生儿期,肾脏呈分叶状,随着肾组织的继续发育,体积增大,原有凹陷处变的平滑,而某些成年人,仍保留新生儿期肾脏形态,称为分叶肾。

【临床表现】

部分病人可有肾区钝痛、叩击痛。

【超声表现】

分叶肾声像图表现为肾局部隆起或呈波浪状,可显示明显的肾叶切迹。皮质向内折陷,但是无连续中断或节段性丧失,肾实质回声均匀,高分辨率仪器可能显示内部的肾锥体回声。肾窦回声正常或隆起部相对的肾窦回声向实质区轻度延伸。当肾叶向窦内突入时,声像图表现为肾窦分离。肾窦回声区内显示与肾叶回声一致的团块,酷似肾盂肿瘤。多断面检查可见团块与肾实质的连接部较宽,但无分界,肾实质不受压迫。CDFI示团块两侧有叶间动脉,皮髓质问有弓状动脉。

依据声像图表现,结合病人无临床症状,即可拟诊为分叶肾或肾叶异常。如果随访检查无变化,即可确诊。

【鉴别诊断】

本病需与肾实质或肾盂小肿瘤鉴别。肿瘤显示为与肾实质有分界的球形回声,有膨胀感,肾实质被挤压,有"占位"效应。

此外,肾叶异常尚需与肾柱肥大鉴别。后者回声与肾皮质一致,且更为均匀。使相邻锥体回声分离,内部无锥体回声。肥大的肾柱一般不凸出肾表面,伸入肾窦的部分也较少。

(三)肾脏发育不全

肾脏发育不全是肾脏在胚胎期间发育障碍的小肾脏,但肾单位和导管的分化发育可以正常,也可以有发育幼稚的表现,可残留胚胎性分叶肾的形态,肾脏表现凹凸不平。

【临床表现】

肾发育不全,临床上多发生于一侧,如双侧发育不全则多较早死亡。病因是胚胎期肾的血供障碍所致。患肾体积小,功能减退,健侧代偿性增大。可有高血压的症状。B超、CT、MRI或同位素肾扫描示患肾萎缩,对侧肾代偿性增大。

【超声表现】

患侧肾脏外形尚属正常,但体积明显缩小,长约多在5~8cm,厚径与宽径为2~3cm。肾内结构正常,清晰,实质变薄,肾窦较小。对侧肾脏如为健康肾脏,表现为体积增大,各径线相应增长,形态结构均正常。

【鉴别诊断】

先天性肾脏发育不全应与后天性肾萎缩相鉴别,前者肾脏无损害,除体积小外,形态、结构均清晰正常,而后者内里多为肾弥漫性损害所致,组织有不同程度的变化,声像图也与正常肾脏有差异,其外形可尚属正常,但轮廓不整齐、不清晰,肾实质结构模糊,皮质回声增强,肾窦回声显著性下降,与实质分界欠清,还可因原发疾病出现一些局限性回声异常的改变。

(四)双集合系统

双集合系统是最常见的泌尿系统畸形,也称双收集系统、重复收集系统和重复肾,国外报道发生率为0.5%~10%。女性为男性2倍。

【临床表现】

双集合系统患者的临床表现取决于输尿管异位开口的位置及是否存在合并症。开口位于膀胱颈部之上时,无尿失禁,早期多无明显临床症状。开口位于膀胱颈之下时,婴儿即出现症状,其特点为有正常排尿,同时有滴淋性尿失禁。继发反复尿路感染是双收集系统的最常见病症,患者常有腰痛、血尿、脓尿、发热,有尿路刺激征,久治不愈。

【超声表现】

患肾外形大致正常或长径轻度增大,部分肾脏表面可见一个表浅的切迹,因上极的发育常较下极差,或引流不畅,所以上极相对较小,常有积水回声。双集合系统肾脏声像图的最突出特征为一侧肾内有上下两个相对独立的肾窦高回声团,肾实质呈桥状分隔两个肾窦回声团。

每个肾窦回声团较正常肾窦回声小,尤其以上位肾窦更为显著,其形态更为不完整,而且中央多有肾窦积水形成的不规则回声区。在肾窦发育不全时,积水呈囊状,极似肾上极囊肿。个别反复感染的病例,积水内有细点状回声,酷似肿瘤。有肾盂积水者,几乎都有输尿管积水。

沿输尿管追踪扫查,显示扩张的输尿管呈管状或腊肠样无回声结构,CDFI很易将其与血管区别。冠状面倾斜扫查,可能显示两个肾门。辅以CDFI检查,能显示肾动静脉分别进入上、下两个肾门,进一步证明有双集合系统。

【鉴别诊断】

超声诊断双收集系统的主要依据是一侧肾脏内存在两个相对独立的肾窦回声和肾窦输尿管积水征象。若CDFI能显示两个肾门,即可做出诊断,但需与以下疾病鉴别。

1.双肾盂畸形 双肾盂为上下两组肾盏过早的分别汇合,形成肾盂,继而有移行为一条输尿管,尽管与双集合系统同样有两个肾盂,矢状面扫查声像图也显示为两个分离的肾窦回声,但冠状面纵向扫查可能发现两个肾窦并未被肾实质完全分离,CDFI显示血管从一个肾门出入。无肾盂输尿管积水征象,也无反复尿路感染的临床病史。

2.同侧融合肾 本病声像图也显示为两个收集系统,两个肾门,但肾位置低,形态明显失常,并伴旋转不全,对侧无肾脏。需注意的是双集合系统伴对侧肾萎缩或发育不良,常给鉴别带来困难。

3.伪影 在某些断面肾脏声像图显示为完全分离的两部分,酷似双集合系统。其原因可能是声束在肝脏、脾脏、膈肌或其他邻近组织之间反射和折射的结果。多体位、多断面扫查,或深吸气改变这些器官的相对位置,可确认非双集合系统。

第二节 输尿管疾病

一、输尿管结石

输尿管结石大多数来自肾脏,原发性结石很少见。结石常停留于三个生理狭窄部。

结石停留于输尿管下 1/3 段者最多见,约占 60%～70%。输尿管结石多为单侧,双侧仅占 10%。结石部位愈高,梗阻程度愈重,对肾脏的损害亦越严重。

【临床表现】

1.疼痛 典型症状为患侧肾绞痛,多为突发性、间歇性,其特点是沿同侧输尿管方向放射至下腹、会阴、外生殖器或大腿内侧。钝痛是输尿管被梗阻后产生肾积水、肾包膜受牵拉而引起。

2.血尿 轻者镜下血尿、重者肉眼血尿。

3.其他 ①多伴恶心、呕吐,吐后疼痛无明显缓解;②结石位于输尿管下段时,产生膀胱刺激症状;③合并尿路感染时,可伴有寒战、发热。

4.体征 肾区叩击痛或输尿管行程压痛,轻症者不明显。

【超声表现】

1.输尿管内团块状或斑点状强回声,其后伴声影,部位多发生在输尿管狭窄部。

2.结石部位以上的输尿管及肾盂扩张。

3.完全性梗阻时患侧输尿管开口处无喷尿现象。

4.彩色多普勒显示部分结石周边或后方可见五彩镶嵌的多普勒快闪伪像。

5.不同质地结石的声像图表现:致密结石(草酸钙结石):表现为其表面光滑,仅显示表面轮廓的弧状强回声团,后方伴有明显声影。疏松结石(尿酸结石)：表现为其表面不光滑，呈圆形或椭圆形强回声团，后方声影较弱或无明显声影。小结石：常显示其整个点状强回声，后方常无明显声影。

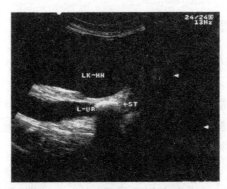

图 4-2-1　左侧输尿管下段致密结石

二、输尿管囊肿

输尿管囊肿又称输尿管膨出。由于胚胎发育期输尿管于尿生殖窦之间的隔膜未吸收消退，形成输尿管口不同程度的狭窄。亦可是输尿管末端纤维结构薄弱或壁间段的行径过长、过弯等因素引起，导致输尿管末端呈囊性向膀胱内膨出。输尿管囊肿可开口于膀胱内或异位开口于膀胱颈或更远端。

【临床表现】

1.疼痛　由于输尿管囊肿造成梗阻，逐渐形成输尿管和肾积水，可出现患侧腰部胀痛。

2.排尿障碍　输尿管囊肿可阻塞尿道内口，甚至可从尿道外口脱出，脱出的囊肿组织为红色的黏膜囊肿。可引起排尿不畅、尿流中断及尿潴留。

3.尿路感染　容易继发尿路感染，出现尿频、尿急、尿痛症状，并反复发作。

4.结石　囊肿内可合并结石，并出现肾绞痛及血尿。

【超声诊断】

在膀胱三角区一侧呈圆形或椭圆形环状结构,壁菲薄而光滑,内为无回声区,类似"金鱼眼"。实时观察可见环状结构时大时小,周而复始的不断变化,即所谓"膨缩"征。囊肿膨大时直径多为 2～4cm,缩小时直径多为 0.5～1.5cm。纵断面上,可见囊肿与扩张的输尿管盆腔段连通。较大的囊肿在排尿时可观察到囊壁移向后尿道口,并不同程度的阻断尿流。CDFI 能显示囊壁向膀胱的尿流信号。

输尿管囊肿均伴有不同程度的囊肿近端输尿管扩张和肾积水,少数囊肿合并结石者,在囊肿内显示点状或团状强回声,后伴有声影,有时可见结石回旋于囊肿与其上端扩张的输尿管之间。

【鉴别诊断】

输尿管脱垂为表面光滑的低回声团。顶部呈脐样凹陷,无囊肿特征。输尿管憩室多发生在输尿管与膀胱的交界处,其特点是不突入膀胱腔,而位于膀胱之外与输尿管连通。

三、重复输尿管

肾盂输尿管重复畸形是一种常见的肾和输尿管畸形,大多发生在一侧,但也有两侧的。病理上是由于胚胎早期有两个输尿管芽进入一个后肾胚基所造成。

【临床表现】

临床上常有慢性发热、疼痛等尿路感染症状。

【超声表现】

一般只能显示重复肾,除肾长径增长外,可见强回声的收集系统光点群明显分成两组。但重复输尿管除非合并积水扩张,超声显示不清楚,输尿管扩张时,声像图表现为从重复肾的两个集合系统分别发出两条管状无回声,因畸形不同超声表现也不同。

【鉴别诊断】

1.附加肾　是独立存在或借疏松组织与正常肾相连接的第 3 个肾

脏,较正常肾小。多位于两正常肾之间,脊柱前方或稍偏一侧。附加肾有其独立的集合系统、血液供应及被膜,在解剖上与正常肾脏完全分开。因此,通过 B 超检查比较容易与重复肾鉴别。

2.肾代偿性增大　当一侧肾脏缺失、发育不全或功能损害时,对侧肾可代偿性增大。但尿路造影检查发现只有一侧集合系统和输尿管,并可发现对侧肾脏病变。

3.单纯性肾囊肿　尤其肾上极囊肿需与重复肾伴积水相鉴别。B 超检查显示肾囊肿为肾实质内圆形无回声暗区。

第三节　膀胱疾病

【膀胱肿瘤】

膀胱肿瘤是泌尿生殖系肿瘤中最常见的肿瘤,多为恶性肿瘤,占95%,常见的有乳头状癌、浸润性癌,男性多于女性,男女之比为 4:1,由上皮组织来源的肿瘤主要有移行上皮细胞癌、腺癌及鳞状上皮细胞癌,前者占 95%。非上皮性膀胱肿瘤包括血管瘤、淋巴瘤、恶性淋巴瘤、嗜铬细胞瘤等。膀胱肿瘤可以发生在膀胱的任何位置,但绝大多数发生在膀胱三角区,其次为两侧壁。临床表现:典型表现包括肉眼血尿,它是最常见的症状,约 75% 的患者为第一征象。血尿可以是间歇性的或持续性的无痛性全程血尿,当有血凝块阻塞尿道时,可引起排尿困难、尿频和尿痛。

(一)声像图表现

1.膀胱壁局限性隆起:因肿瘤的病理类型不同而具有不同的形态。

乳头状瘤呈乳头状突起,似豆芽菜,瘤体细长,有蒂与壁相连,蒂较窄、回声较强,分化尚好。移行上皮乳头状瘤蒂粗、短,表面不平甚至呈菜花状。实体状移行上皮癌呈局限性肿块凸入膀胱腔,表面不平,可有溃疡状凹陷,膀胱腺癌和鳞状上皮细胞癌的基底一般较宽,呈浸润性生长,膀胱脐尿管处癌肿表现在膀胱顶部腔内呈"火山口"隆起,表面不平。彩色多普勒血流显示肿块基底部血流信号较丰富,血管走行不规则、粗细不均匀或见多发性血管分支。频谱多普勒显示动脉频谱,多呈高速低阻血流。超声造影可以明确显示肿块内部供血,表现为病灶区明显增强。

2.膀胱壁的连续性:有膀胱恶性肿瘤生长的部位,膀胱壁局限性回声减低,甚至可呈现类似膀胱"穿孔"样的回声减低,此处膀胱壁往往被肿瘤深度浸润,常见于实体状移行上皮癌、腺癌、鳞癌等。

3.膀胱壁增厚:少数膀胱肿瘤呈弥漫性壁增厚,内壁不平滑,腔内超声扫查时膀胱壁层次不清,此型应注意与膀胱炎症、结核区别。

4.膀胱腔内出现较多的光点及光点群,这往往是膀胱内出血的血凝块组织回声,有时需要导尿和冲洗膀胱后才能真正显示肿瘤的部位及形态。超声造影此光点群未见回声增强。

5.肿瘤阻塞输尿管口时引起患侧肾盂积水,肿瘤或血凝块阻塞后尿道可显示后尿道口增宽,有时膀胱肿瘤可同时合并结石存在。

声像图对膀胱肿瘤的分期:选择腔内超声检查方法或高分辨率的探头可以清楚显示膀胱壁的层次结构。

结合肿瘤病理分期声像图表现:

Tis、T_0、T_1三期表现类似,肿瘤基底部局限于黏膜层,声像图上肿瘤附着于基底部,与膀胱黏膜的高回声相连,膀胱壁回声无明显减低。

T_2期:肿瘤基底与黏膜层、浅肌层相连,分界模糊,但深肌层仍呈低回声。

T_3期:肿瘤基底部肌层回声带不连续,甚至局部回声更低,肌层有局限性增厚,但浆膜面高回声尚连续,也无远处转移。

T_4期:肿瘤基底部膀胱壁层次不清,全层连续性似"中断",周围组织器官有转移征象。

(二)鉴别诊断

1.前列腺肥大　部分前列腺肥大或两侧叶肥大患者,前列腺明显向膀胱内凸出酷似膀胱肿瘤,前者以排尿困难为主,后者以血尿为主。

前列腺肥大者凸出膀胱处表面平滑,内部回声均匀或稍强。纵断面扫查其内可见后尿道走行,上端可见后尿道口小凹,膀胱壁连续,无回声中断。

2.前列腺癌   前列腺癌增大时可以凸起膀胱甚至破坏膀胱壁,但癌肿主体在前列腺内;而膀胱肿瘤多向腔内突起,向外侵犯前列腺时膀胱壁往往被破坏或外凸。

3.膀胱壁小梁   见于前列腺肥大,肿瘤引起排尿困难造成膀胱逼尿肌肥厚,黏膜面出现壁小梁突入膀胱腔内时要区别膀胱肿瘤,特别是复发性膀胱肿瘤,但是前者壁小梁为多发性、环绕膀胱壁周围分布,大小基本类似,横断面呈圆隆状,纵断面呈条状,膀胱壁回声往往增强,无回声减低表现,往往合并有膀胱憩室存在。

4.腺性膀胱炎   本病为继发于膀胱黏膜上皮细胞过度增生后形成的,腺体呈绒毛状或半圆形小丘类似肿瘤,但其表面光滑,内部回声较强,膀胱壁无浸润征象,有时需要行膀胱镜活检鉴别。

5.膀胱血凝块   由于肾脏、输尿管或其他原因膀胱病变引起的膀胱内积血形成血凝块时,膀胱内可见光点或光团回声,甚至附壁血凝块,容易与膀胱肿瘤混淆,甚至漏诊肿瘤。鉴别主要靠仔细观察改变体位时这些光点群是否流动、形态是否改变、与膀胱壁是否相连,有时膀胱内炎性沉积物也是这样,有别于膀胱肿瘤。彩色多普勒检查肿块内部未见血流信号,超声造影检查病变区未见造影剂灌注。

(三)临床意义

超声诊断膀胱肿瘤能够明确显示肿块的部位、形态、大小及是否转移,具有重要的临床应用价值,由于其简便、安全、准确,是临床首选的诊断方法。对于直径大于0.5cm的肿瘤,超声检出率高达90%,采用高分辨率的经尿道探头或直肠探头能够对膀胱肿瘤分期,指导对肿瘤的治疗。但是下列方面值得注意:

1.部位比较隐蔽的肿瘤如膀胱顶,使用线阵探头时两侧壁可有边缘失落等,此时遇到小的肿瘤容易漏掉。

2.当有肾脏、输尿管或膀胱其他病变引起的血尿在膀胱内形成血凝块时不要误认为膀胱肿块,尤其是附壁陈旧的血凝块更要注意,此时需要导尿、膀胱冲洗后再观察,尤其要注意光团回声与膀胱壁是否相连,并反复观察改变体位时是否有移动,超声造影容易区别。

3.有时膀胱肿瘤合并结石时,不要漏诊膀胱肿瘤。

【膀胱结石】

膀胱结石的发病率男性高于女性,女性仅占 5％左右,多见于老年人和小儿。膀胱结石可以开始就在膀胱内产生,也可来自于肾脏和输尿管。膀胱结石主要成分为钙、磷酸盐、尿酸和尿酸盐等。常用下面的公式来表现膀胱结石的发生机制:晶体＋基质＋滞留＝结石。

膀胱结石的主要临床表现是血尿、排尿时疼痛、尿频、尿急、尿流中断、尿末疼痛。

（一）声像图表现

膀胱结石的声像图表现比较明显,容易观察,可以概括为八个字:强回声＋声影＋移动性。强回声依结石的大小可以呈强光点、强光斑及强光团,有些大的结石仅显示前表面弧形强光带,膀胱结石声影较明显,尤其是增益稍降低时更容易显示,较小或疏松的结石可能声影较弱或不明显。随着重力的作用,膀胱结石绝大多数在充盈膀胱内随体位改变能移动,但当结石有血凝块、肿瘤甚至明显炎症沉积物包绕时,可以使得膀胱结石不能活动。

（二）鉴别诊断

1.**输尿管末端结石**　单侧或双侧输尿管末端结石时可以在输尿管膀胱壁内段处出现强光团并伴声影,但往往可以有相应一段扩张输尿管及相应侧肾盂积水,而且这种结石在改变体位时不能在膀胱内移动。

2.**输尿管末端囊肿**　膀胱腔内呈半环状,时大时小,腔的大小可随时变化。

3.**膀胱憩室结石**　膀胱憩室是在膀胱区以外出现的无回声区,与膀胱腔相通,往往合并有前列腺肥大、尿道狭窄病变、膀胱壁较厚,应仔细观察结石的位置加以区别。

【急性膀胱炎】

急性膀胱炎是临床常见的泌尿系统疾病之一,女性较多见,临床表现主要是尿频、尿急、尿痛及发热等症状。

声像图表现:膀胱壁稍增厚,回声水平降低,膀胱腔内可见较多的点状、絮状回声,膀胱容量减少。

【慢性膀胱炎】

临床症状主要有尿频、尿痛、血尿,症状持续时间长,长期炎症者膀胱可发生萎缩,广泛纤维增生。

声像图表现:膀胱壁轻到中度增厚,表面粗糙不光滑,回声不均匀。腔内可以出现单个或多个结石强回声光团。轻者膀胱容量改变不大,重者膀胱容量显著减少。膀胱结核早期无明显异常,病变发展以后可见患侧膀胱壁增厚或全部增厚,有时可见钙化形成的斑点状强回声,膀胱内可见细小点状回声,同时可见有肾结核、前列腺结核的表现。

【腺性膀胱炎】

此为慢性膀胱炎的一种特殊类型,腺性膀胱炎与泄殖腔发育有关,因为胚胎期泄殖腔分隔为泌尿生殖窦及直肠,直肠黏膜在分隔时被遗留于泌尿生殖窦一侧,将来则可能出现腺性上皮并可能发生腺性膀胱炎,也有的认为是由慢性炎性刺激引起的,归纳起来可有下列几型:

1.结节型 膀胱三角区局限性增厚,呈结节状,边缘清晰,表面光滑,基底部明显宽大,内部回声均匀,周围膀胱壁回声正常。

2.乳头型 病变区呈息肉状或乳头状增生,突入膀胱腔内,振动腹壁时有漂动感,回声较强,边界清晰,基底部窄,周围膀胱壁回声正常。

3.弥漫增厚型 膀胱壁部分或全部弥漫性增厚,轻重不等,增厚的膀胱壁不光滑,回声强弱不均。

腺性膀胱炎诊断缺乏特异性,应注意与肿瘤及其他病变鉴别,本病的确诊有赖于膀胱镜活检病理检查。

【膀胱憩室】

膀胱憩室为膀胱壁向外呈袋状的扩张,可分为先天性、后天性两种,以后者多见,形成的原因可以因为膀胱壁肌菲薄、缺如或下尿路梗阻引起排尿受阻,膀胱内压升高,使得膀胱黏膜及固有膜套入薄弱肌层并向外突出而形成。

膀胱憩室大小不一,多位于膀胱侧壁或后壁、三角区上部,膀胱憩室可以合并结石、穿孔、膀胱肿瘤。主要临床表现为一段性排尿、尿频、尿急、尿痛、血尿、尿液浑浊等。声像图表现如下:

1.膀胱壁外可见圆形或类圆形的无回声区,但有与膀胱腔相通处,大小不等,小者可达1.0cm左右,大的可推挤膀胱至盆腔一侧。

2.膀胱憩室可成单发或多发,憩室颈部内径较窄,腔较大,随着膀胱的充盈,憩室腔变大,排尿后腔变小或闭合。

3.膀胱憩室内合并结石者,腔内出现强光团,后方伴声影,结石还可以滚到膀胱腔内,合并感染时憩室腔内出现云雾状细小光点群回声。

【膀胱异物】

膀胱异物大多数是经尿道逆行进入膀胱的,有患者自己放入的,也有医源性膀胱异物。异物形态、内容不同,可引起感染、结石、出血等症状。

声像图表现:膀胱异物的声像图表现依异物的形态不同而多种多样,可有条状的如圆珠笔心、乳胶管、体温表、秸秆、小木条、小条状钢管,可有圆形如钢球、蒜苗、导尿管头端、呈线状的丝线等,异物绝大多数呈强回声,较小的异物可随体位变化而移动。部分小的异物时间长以后可能会成为结石的核心,经钙质沉积以后形成结石。

【脐尿管畸形】

这是一种先天性畸形,胚胎时期泌尿生殖窦分为两部分,上方膨胀演化成膀胱,下段形成尿道,膀胱顶部扩展到脐部与脐管相通固定,自脐与膀胱间有一细管即脐尿管,以后退化成一纤维索。若脐尿管完全不闭锁则膀胱与脐相通称脐尿管瘘,若脐尿管两端闭锁而中段有残腔则形成脐尿管囊肿,若脐尿管只有一端闭锁则形成脐瘘或膀胱顶部憩室。

声像图表现:脐尿管囊肿多见于男性,囊肿位于脐下正中,介于腹横筋膜与腹膜间,声像图可见在腹内壁处有一大小不等的无回声,呈椭圆形,边缘尚清,合并感染时内有细小光点回声。脐尿管瘘表现为膀胱与脐之间出现条状无回声暗带,内部甚至可见结石。

膀胱顶部憩室位于膀胱顶部呈圆形无回声区,边缘尚清。但多数情况下,此处未闭脐尿管多合并感染,囊腔往往不充盈,仅显示为纵切膀胱顶部不呈尖角状、变钝,表面不规则,并稍向膀胱腔内凸出。横切时,此处呈梭形,内壁不光滑并凸入膀胱腔内,内部回声不均呈实性光点回声,此病反复发作者有可能出现癌变而显示相应实性不均质肿块。

第四节　前列腺疾病

【前列腺增生症】

前列腺增生症曾有人称前列腺肥大,是老年男性的常见病,国人发病率较欧美略低,发病年龄多在50岁以上,并随年龄的增长发病率逐渐提高。病变发生在前列腺腺前区(移行区和尿道周围腺),增生、膨大,内腺增生肥大后把外腺挤压成包膜状包绕在内腺周围。增生的前列腺由腺体、平滑肌和间质组成,但常以某一种成分为主,形成不同的病理类型。前列腺增生造成的前列腺增大可以呈分叶状或结节状,也有部分前列腺以纤维组织增生为主,质地变硬,但腺体并不大。

由于增大的前列腺使前列腺段尿道受压弯曲、变窄、伸长,这就可以引起下尿路梗阻。尿路梗阻的严重程度与前列腺增生的程度并不完全一致,主要取决于增生部分的位置及其突出的方向,尿道周围的腺体轻度增生压迫尿道可引起严重梗阻,某些前列腺增生呈结节样增生,腺体突入膀胱形成"膀胱内型"前列腺肥大。压迫尿道内口引起明显症状,长期尿路不完全梗阻引起膀胱逼尿肌肥厚,黏膜表面出现小梁甚至形成小室和假憩室。进一步梗阻加重上行可致双侧输尿管扩张,肾盂扩张、积水,合并感染形成结石。

前列腺增生的临床表现:一般多发生在 50 岁以上的男性患者,最初出现夜尿增多、尿频尿急、尿滴沥、尿不尽、排尿费力、尿流缓慢,直至尿潴留。

(一)声像图表现

1.前列腺体积增大超过了前列腺的正常测值,前列腺增大通常以横径超过 4cm、纵径超过 3cm、前后径超过 2cm 为标准,形态由板栗形逐步变圆向周边膨大,边界规则,包膜可增厚,但光滑、无中断现象,形态变化以对称性增大为主。

2.有部分前列腺肥大明显向膀胱内凸出,类似于膀胱三角区肿瘤,但是,此处膀胱壁连续,位于凸出的前列腺前上缘,而且增大前列腺内部回声稍强、均匀。

3.前列腺内部回声尚均匀、稍强,内腺与外腺之间可见一弧形稍低回声即外科包膜处,此处可见前列腺结石形成的点状或斑状强回声。

4.有部分前列腺内出现增生性结节,呈圆形或类圆形,回声中等或稍强,边缘尚清,呈稍低回声,彩色多普勒检查时在结节周边及内部可见动脉血流信号,是低速血流,此种增生结节不易与前列腺癌鉴别,需要定期复查甚至在 B 超引导下的穿刺活检。

5.继发性改变

(1)膀胱壁增厚,内壁凸凹不平可见多个隆起,改变方向扫查时可以证实为膀胱肌小梁形成,而非膀胱出现占位病变。

(2)膀胱假性憩室,表现为膀胱壁局限性外膨,可以是单个或多个、圆形或类圆形,并与膀胱腔相通,当排空小便时憩室腔随膀胱体积变小也变小,憩室腔内可以出现结石,并可随体位改变而移动。

(3)长期尿道梗阻、尿潴留可以出现继发性膀胱结石。

(4)膀胱残余尿量增多或尿潴留,双侧肾盂积水等征象。

（二）诊断及鉴别诊断

依据上述征象,结合临床表现对诊断前列腺增生症的准确率很高,此病需要与前列腺炎、前列腺癌甚至膀胱肿瘤鉴别。

（三）前列腺的其他检查技术

1.直肠指诊检查 它是临床上检查前列腺最实用的方法,可以触及前列腺增大,表面尚光滑,弹性好,中央沟变浅或消失,初诊前列腺增生。

2.CT检查 可以显示前列腺形态、大小、内部密度,从而判断是否有前列腺增生。

【前列腺炎】

前列腺炎在中青年男性的泌尿系疾病中是比较常见的,有急性和慢性两种,病因有感染性和非感染性两大类,其中急性多为化脓性炎症,慢性前列腺炎除了急性迁延化以外,长时间充血、自身免疫性因素均与其发病有关,临床上以慢性前列腺炎较多见,它还包括特发性非细菌性前列腺炎(或称前列腺病)和非特异性肉芽性前列腺炎。

（一）病理及临床表现

急性前列腺炎主要是腺体充血、水肿,血性或脓性渗出,腺管和周围间质炎性细胞浸润,并可发展成局限性或多发性脓肿,病变的范围除腺体实质及周围间隙外,80％侵犯精囊。慢性炎症腺体由于慢性炎性改变,最后可导致纤维组织增生,前列腺缩小,部分患者纤维化累及后尿道,最终使膀胱颈硬化。

常见症状和体征:急性炎症时,主要是全身感染症状及尿道刺激症状,如畏寒、发热、尿频、尿急、尿痛,会阴部及耻骨联合上区红肿、压痛,前列腺明显触痛。慢性炎症以泌尿道刺激症状为主,除上述尿道症状外,还可出现性功能障碍,腰骶部痛及睾丸隐痛,合并精囊炎时精囊管可扩张,触诊前列腺质地稍变硬、触痛,膀胱镜检见后尿道及膀胱颈有充血改变。

(二)声像图表现

1.急性前列腺炎

(1)前列腺体积稍大,形态正常或欠正常,可以是弥漫性增大。

(2)表面不光滑、较粗糙,这是急性炎症的常见表现,如果前列腺内局限性炎症则体积稍大。

(3)前列腺内部回声不均,主要以低回声为主,但不均匀,部分区域还可出现片状的更低回声区,当有脓肿时甚至出现无回声区。

(4)前列腺周围间隙在炎性渗出明显时可出现间隙状少量积液:波及精囊时,精囊稍增宽,边缘变模糊;会阴部扫查前列腺时,局部触痛感很明显。前列腺液检查见卵磷脂小体减少,白细胞增多,大于 10 个/HP,除此之外还可发现巨噬细胞,前列腺液 pH 升高。

2.慢性前列腺炎

(1)前列腺体积可稍大、也可缩小,形态基本正常。

(2)前列腺边缘欠光滑,可以出现轻度不平,但表面光带连续。

(3)前列腺内部回声不均、光点强弱不等,可以是增强的光斑、小钙化灶,前列腺结石多分布在内外腺之间。病程长者前列腺缩小时主要表现为内部回声变强,反复发作者内部回声甚至呈结节状,但边界是清楚的,应注意与前列腺癌鉴别。

(4)慢性前列腺炎合并前列腺增生者较单纯炎症时体积增大明显,发病部位各有侧重。

(三)诊断价值

准确判断前列腺形态、大小、内部回声情况,并注意区别正常前列腺、前列腺癌和前列腺增生。有文献报道,前列腺炎超声诊断准确率达 80%。

【前列腺癌】

前列腺癌在我国发病率较低,在欧美国家发病率高,在美国它是最常见的男性癌,占新诊断癌中的 21%,在我国的发病率占各种癌的1.2%～2%,多见于 40 岁以上的中老年人,随着人口老龄化,发病率有增加的趋势。前列腺癌95％以上为腺癌,其余为移行细胞癌、鳞癌和肉瘤。常起源于前列腺外腺区,从其腺泡和导管发生,癌变组织变异性大,破坏了正常腺体向四周呈直线放射样排列的结构。癌肿绝大多数早期位于包膜下,质地坚硬,形成单个或多个小结节,尤以多发性病灶多见,单个结节者不到10％,前列腺包膜是重要屏障,穿过包膜后向邻近组织发展,侵犯射精管、精囊、膀胱颈、输尿管及后尿道,常发生骨转移。前列腺肉瘤常见于年轻人,增长迅速。

临床上,早期前列腺癌症状不明显,一般将前列腺癌分为三型:

1.潜伏型 无明显临床表现,仅在组织病理学检查时发现,无转移表现。

2.隐蔽型 肿瘤小,无明显局部癌症导致的临床症状,但可能发现体内转移灶如骨转移。

3.临床型 临床症状、体征表现较明显。常见症状有下尿路梗阻、膀胱刺激症状,晚期出现尿潴留、输尿管梗阻、氮质血症、贫血、厌食,骨痛是有些转移者常见的主诉。

(一)声像图表现

1.前列腺形态、大小:前列腺形态失常,非对称性增大是其相对特征性表现。局部包膜凹凸不平、表面呈结节状,早期癌肿周边可形态变化不大,体积稍大。

2.内部回声改变:前列腺癌内部回声极不均匀,强弱不等的光团及低回声区分布在外腺区或广泛分布,并可有后方回声衰减,可使内腺受压变形。

早期(A、B期)前列腺癌结节多为单个结节,结节呈均匀低回声,无包膜。

中晚期(C、D期)前列腺癌结节多为多发性,广泛分布在前列腺内,边界不清、无包膜。彩色多普勒检查见前列腺内癌结节周围和(或)内部出现斑点状、短线状甚至丰富的彩色血流,多呈低速、低阻血流。

3.前列腺边缘不规则,肿块侵犯并破坏包膜,使其凸出的包膜中断,周邻组织受侵犯,在精囊、膀胱颈部、直肠、睾丸等组织内形成肿块图像。

4.肿块造成尿路梗阻后可出现肾盂积水,膀胱壁小梁形成,甚至尿潴留,假憩室。

5.前列腺周围淋巴结肿大,腹股沟、腹膜后淋巴结肿大,还可出现骨骼、肝脏等转移性肿块。

(二)其他检查

1.实验室检查　血清酸性磷酸酶升高,用放射免疫法测定前列腺酸性磷酸酶能使局限于包膜内的前列腺癌得到早期发现。前列腺特异抗原(PSA)检查,PSA 是前列腺上皮细胞产生的糖蛋白,为目前最敏感的瘤标,用分子生物学的方法测定正常值为 5ng/ml,前列腺特异性抗原大致与前列腺体积成比例,大于 40～50ng/ml 时通常伴有局部晚期或转移性疾病。

2.直肠指检　早期大多无特征性发现,检查时要注意前列腺大小、表面情况、外形、质地、有无结节感、中间沟情况及周邻精囊、直肠壁、盆壁结构。

3.膀胱镜检　可观察到前列腺是否侵入后尿道、膀胱、输尿管口,并发现膀胱颈部是否有局限性凸起。

(三)诊断及鉴别诊断

前列腺癌的诊断依据前列腺非对称性增大、表面不规则,内部在外腺区出现局限性、强弱不等、边界不规则结节,伴有或不伴有周邻组织的侵犯、转移等征象。诊断较容易但要注意等急、慢性前列腺炎和前列腺增生症区别。

(四)早期前列腺癌的诊断

1.早期前列腺癌的声像图表现为异常回声结节,缺乏诊断特异性,虽然彩色多普勒血流显像可以提高超声诊断的敏感性,但某些慢性前列腺炎也可出现血流增加,对此多采用超声引导穿刺组织学检查。国内学者张武等倡导的经直肠超声引导自动前列腺活检(18G,内槽式切割针)是目前公认的比较理想的穿刺方法,其优点是取材高度准确可靠,对于小病灶(5~6mm)取材成功率在99%以上,可提供病理组织学诊断,易操作、痛苦少。

2.直肠超声检查已被用于前列腺癌的普查,但要结合前列腺特异性抗原PSA测定。直肠指检可提高检出的阳性率,弥补单纯直肠超声检查的不足,当遇到临床上高度怀疑前列腺癌时,即使直肠超声检查"正常"者还应进一步做直肠超声引导前列腺活检术。

【前列腺脓肿】

本病多由急性前列腺炎感染加重所致,临床表现上患者常有全身症状、发热、乏力,下腹部、会阴部疼痛,膀胱刺激症状明显,排尿困难。

声像图表现:前列腺体积明显增大,边缘欠光滑,内部可见局限性低回声区或无回声区,边缘不光滑,界限不清晰。无回声区内可有细小光点,指诊时可有波动感,经抗感染治疗多可好转。形成脓肿时,可在超声引导下经直肠穿刺吸脓。

【前列腺囊肿】

检查时偶然发现,一般囊肿体积小,无症状,无须特殊处理,囊肿较大时可压迫尿道引起排尿困难。

声像图表现:前列腺内小圆形或类圆形无回声区,边界清楚,后方回声增强。

【前列腺结核】

本病可以是全身性结核的一部分,多数伴有肾结核、附睾结核或肺结核,前列腺结核本身局部症状往往不明显或有轻度胀痛,类似慢性前列腺炎或在直肠指诊时偶然发现单个或多个结节,需要区别于肿瘤。

声像图表现:前列腺形态不规则,边缘可见局限性隆起,内部回声不均匀,局限性减低或强回声光斑伴声影,低回声区可液化形成无回声区,内有细光点回声,此病确诊需要超声引导自动活检或抽吸。

【前列腺结石】

本病见于中老年人,特别是前列腺增生症患者,由于内腺压迫外腺导管产生很多小结石并呈弧形排列,结石为一有机核心形成的淀粉样体,或为有机盐沉着而形成。结石一般不引起临床症状,但少量靠近后尿道的较大结石可引起排尿障碍和血尿。

声像图表现:大多数前列腺结石位于前列腺内、外腺交界处,呈强回声,弧形排列,后方伴有或不伴有声影,也有散在前列腺内的斑点甚至片状强回声。此病可以伴发于前列腺增生症、慢性前列腺炎,多伴有相应的征象。

前列腺结石需要与前列腺钙化和后尿道结石及前列腺管内淀粉样小体相鉴别。前列腺钙化多发生在前列腺结核或肿瘤,有原发征象;后尿道结石者,强光团位于尿道内,纵切时可显示阻塞段以上扩张的后尿道及尿道内口,排尿时尿路中断;前列腺内淀粉样小体呈散在分布的小点状强回声,酷似小结石。

第五章　女性生殖器超声诊断

第一节　子宫疾病

一、子宫肌瘤

子宫平滑肌瘤是女性生殖器最常见的一种良性肿瘤,多发生于中年妇女,据有关文献报道35岁以上的妇女中其发生率约为40%。临床多无症状,少数表现为阴道出血,腹部触及肿物以及压迫症状等。如发生蒂扭转或其他情况时可引起疼痛,以多发性子宫肌瘤常见。

【临床表现】

子宫肌瘤的临床表现常随肌瘤生长的部位、大小、生长速度、有无继发变性及合并症等而异。临床上常见的现象是子宫出血、腹部包块、疼痛、邻近器官的压迫症状、白带增多、不孕、贫血和心脏功能障碍。但无症状患者为数亦不少。

【超声表现】

主要与肌瘤的位置、大小和有无继发变性等因素有关。其主要表现有:

1.子宫体积增大或出现局限性隆起,致子宫切面形态失常,轮廓线不规则。

2.肌瘤结节一般呈圆形低回声区或等回声区以及分布不均的中强回声区。等回声结节周转有时可见假包膜所形成的低回声晕。肌瘤结节内无继发变性时回声较均匀,以低回声最为多见。

3.子宫内回声的移位与变形:肌壁间肌瘤可压近和推挤宫腔,使宫腔内膜回声移位或变形,黏膜下肌瘤则表现为子宫内膜回声增强、增宽或可显示瘤体结构。

4.膀胱产生压迹与变形:较小肌瘤对周围器官无影响,巨大肌瘤,特别是浆膜下肌瘤,可明显地使膀胱移位、变形和引起尿潴留。

5.宫颈肌瘤则可见子宫内膜线下方即宫颈唇部有一实质性肿块图像,一般有较清晰的边界。有时体积可较大,向后壁生长可达宫体上方。向前壁生长与子宫峡部肌瘤往往难以鉴别。宫颈肌瘤的发生较少,约占2%。蒂较长的黏膜下肌瘤可脱垂至颈管或阴道内变似宫颈肌瘤。

6.阔韧带内肌瘤多系由有蒂的浆膜下肌瘤突入阔韧带两叶之间,超声显示子宫某一侧实质性肿块图像,将子宫推向对侧。阔韧带内肌瘤体积一般均较大。

【鉴别诊断】

1.子宫肥大症　　患者常有多产史,子宫为均匀增大,但很少超过2个月妊娠子宫,且触不到瘤体。声像图上子宫切面形态正常,表面为均匀性增大,边缘轮廓清晰,无表面凸起,宫腔无变形,子宫切面内无结节状低回声区或团块状高回声,从而可与子宫肌瘤相鉴别。

2.子宫腺肌病　　即子宫肌层内子宫内膜异位症,其临床特点为月经多、痛经明显、子宫大多呈对称性增大,且有经期子宫增大、经后缩小的特征。其声像图表现为子宫呈均匀性增大,边缘轮廓规则,宫腔内膜回声无改变,子宫切面内回声强弱不均匀,月经前后动态观察其子宫大小和内部回声常有变化,但子宫腺肌瘤与子宫肌瘤的声像图往往较难鉴别。

3.卵巢肿瘤　　实质性卵巢肿瘤,尤其与子宫有粘连时,在声像图上容易与浆膜下肌瘤混淆。其鉴别要点除依靠病史外,主要从瘤体与子宫的关系来区别。多普勒检测卵巢肿瘤,则多为高速低阻或高速高阻频谱特点。

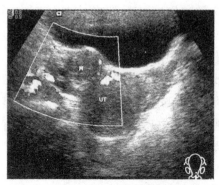

图 5-1-1　子宫肌瘤

二、子宫体癌

子宫体癌绝大多数为腺癌,称为子宫体腺癌,多发生在子宫内膜,也称子宫内膜癌。是指子宫内膜腺体上皮发生的恶性肿瘤,因原发在子宫体,又称为子宫体癌,是妇科常见的恶性肿瘤,发病率仅次于子宫颈癌,占第二位。高发年龄为 58~61 岁,尤其好发于绝经后妇女。

【临床表现】

极早期患者可无明显症状,仅在普查或其他原因作妇科检查时偶然发现。一旦出现症状,则多表现为:

1.子宫出血　绝经期前后的不规则阴道出血是子宫内膜癌的主要症状,常为少量至中等量出血,很少为大量出血。个别也有月经周期延迟者,但表现不规律。在绝经后患者多表现为持续或间断性阴道出血。子宫内膜癌患者一般无接触性出血。晚期出血中可杂有烂肉样组织。

2.阴道排液　初期可能仅有少量血性白带,后期发生感染、坏死,则有大量恶臭的脓血样液体排出。有时排液可夹杂癌组织的小碎片。

3.疼痛　由于癌肿及其出血与排液的淤积,刺激子宫不规则收缩而引起阵发性疼痛,约占 10%~46%。这种症状多半发生在晚期。如癌组织穿透浆膜或侵蚀宫旁结缔组织、膀胱、直或压迫其他组织也可引起疼痛,往往呈顽固性和进行性加重;且多从腰骶部、下腹向大腿及膝放射。

4.其他　晚期患者自己可触及下腹部增大的子宫或/及邻近组织器官可致该侧下肢肿痛,或压迫输尿管引起该侧肾盂输尿管积水或致肾脏萎缩;或出现贫血、消瘦、发热、恶病质等全身衰竭表现。

【超声表现】

1.癌症早期,子宫大小正常,肌层回声均匀,与内膜界线清晰。

2.随着癌组织在宫腔内不断增大,并向肌层内侵蚀,子宫体积增大,肌层回声变得不均匀,病灶局部回声较正常肌层减低,二者交界处回声更低,且形态不规则,彩色多普勒显示该处为扩张的血管;呈低阻力型。

3.子宫内膜弥漫性或局灶性增厚,弥漫型,子宫内膜厚呈不均匀增厚>6mm,除宫腔内病灶处,肌层内可见稍低回声区域,形态不规则,与肌层分界不清。CDFI 显示病灶区域血管扩张、分布紊乱、阻力降低。局限性,病灶所在部位表现为团块回声,回声稍增强,形态不规则,呈现息肉状突起,与正常组织分界不清,彩超显示绝大多数内膜癌周边或内部可见彩色血流,其频谱表现为舒张期血流丰富,呈低阻力型,阻力指数为 0.42～0.44 和良性病变(0.67～0.71)存在显著差异

4.当宫腔内的癌灶逐渐增大,内部发生缺血、坏死,病灶内出现不规则无回声。癌组织阻塞子宫颈管时,宫腔内可出现积液,积血所致的无回声区。

5.病变晚期,癌组织侵犯盆腔内其他脏器,宫旁可探及回声稍低的混合性肿块,与子宫分界不清。

6.经阴道超声能清晰显示子宫内膜层、肌层及其分界,因而对判断子宫内膜癌及肌层侵蚀的范围和深度,从而进行临床分期,对手术方式的选择和判断预后均有重要意义。

【鉴别诊断】

子宫内膜癌由于缺乏特征性图像,常与子宫肌瘤变性、多发性肌瘤以及与绒毛膜上皮癌、子宫平滑肌肉瘤等图像类似,鉴别较困难。但子

宫内膜癌患者多为老年妇女,临床表现有绝经期后的子宫出血、阴道排液、下腹或腰骶部疼痛等,且患者多有肥胖、高血压、糖尿病三联症之表现。根据子宫超声图像特点或伴有宫腔内积液征象等,结合上述临床表现则可与子宫肌瘤等疾病鉴别。但也有文献报道 35%子宫内膜癌患者同时合并有肌瘤。绝经后子宫内膜常呈一线状,厚度 3～5mm,如＞8mm则应视为异常。

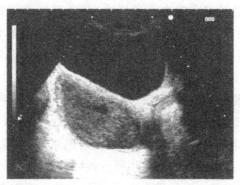

图 5-1-2　子宫内膜癌

三、宫颈癌

宫颈癌是全球妇女中发病率仅次于乳腺癌的常见的恶性肿瘤,为妇科最常见的恶性肿瘤。发病率约占妇女恶性肿瘤的 6%,其发病年龄分布呈双峰状,为 35～39 岁和 60～64 岁。

【临床表现】

临床表现的轻重与病情早晚有关,宫颈上皮内瘤变及镜下早期浸润癌一般无症状。以后各期最早出现的症状主要有阴道出血和阴道排液。

1.阴道出血　最早表现为性交后或双合诊检查后少量出血,称接触性出血。以后则可能有经间期或绝经后少量不规则出血。晚期病灶较大时则表现为多量出血,甚至因较大血管被侵蚀而引起致命大出血。一般外生型癌出血较早,血量也多,内生型癌出血较晚。

2.**阴道排液**　最初量不多,呈白色或淡黄色,无臭味。随着癌组织破溃和继发感染,阴道可排出大量米汤样、脓性或脓血性液体,伴恶臭。宫颈黏液性腺癌患者,由于癌灶分泌大量黏液,常诉大量水样或黏液样阴道排液。

3.**晚期症状**　若癌瘤侵犯盆腔结缔组织,压迫膀胱、直肠和坐骨神经以及影响淋巴和静脉回流时,可出现尿频、尿急、肛门坠胀、便秘、下腹痛、坐骨神经痛、下肢肿痛等。癌瘤压迫或侵犯输尿管,可出现肾盂积水、尿毒症。终末期因长期消耗常出现恶病质。

【超声表现】

宫颈癌早期宫颈大小及形态无明显变化,随病情的不断进展,子宫颈增厚,体积增大,回声不均匀,出现实质性肿块,其回声较正常子宫回声减低,与周围组织分界不清。宫颈管形态变发生改变、不规则,有时其内可见实性肿块增充,位于宫颈下端的肿块可造成阻塞而使宫颈管扩张。

晚期,癌肿向子宫体蔓延,导致其形态发生改变;向周围侵犯膀胱、输尿管,膀胱后壁连续性中断、输尿管扩张及肾积水;侵犯直肠及阴道,和周围脏器发生粘连,或发生淋巴结转移,宫颈两侧出现低回声或混合性肿块。

CDFI检查病变周围和内部有较丰富的彩色血流信号,动脉频谱为低阻力型,阻力指数比宫体恶性肿瘤高。

【鉴别诊断】

1.**子宫颈糜烂与早期宫颈癌相鉴别**　可有月经间期出血,或接触性出血,阴道分泌物增多,检查时宫颈外口周围有鲜红色小颗粒,拭擦后也可以出血,故难以与早期宫颈癌鉴别。可作阴道脱落细胞学检查或活体组织检查以明确诊断。

2.**子宫颈外翻**　外翻的黏膜过度增生,表现也可呈现高低不平,容易出血,症状与宫颈癌相似,但子宫外翻的宫颈黏膜弹性好,边缘较整齐。阴道脱落细胞学检查或活检很容易鉴别。

3.宫颈湿疣　现为宫颈赘生物,表面多凹凸不平,有时融合成菜花状,可进行活检与宫颈癌相鉴别。

4.子宫内膜癌　有阴道不规则出血,阴道分泌物增多与宫颈癌很难鉴别。子宫内膜癌累及宫颈时,检查时颈管内可见到有癌组织堵塞,确诊须做分段刮宫送病理检查。

5.子宫黏膜下骨瘤或内膜息肉　多表现月经过多或经期延长,有时出血同时可伴有阴道排液或血性分泌物,通过探宫腔、分段刮宫、子宫碘油造影或宫腔镜检查可与宫颈癌做出鉴别诊断。

6.原发性输卵管癌　阴道排液、阴道流血和下腹痛,阴道涂片可能找到癌细胞。而输卵管癌宫内膜活检阴性,宫旁可扪及肿物,如包块小而触诊不到者,可通过腹腔镜检查可以确诊。通过症状表现及相关检查不难与宫颈癌相鉴别。

7.老年性子宫内膜炎合并宫腔积脓　常表现阴道排液增多,浆液性、脓性或脓血性。子宫正常大或增大变软,扩张宫颈管及诊刮即可明确诊断。扩张宫颈管后即见脓液流出,刮出物见炎性细胞,无癌细胞。病理检查即能证实。但也要注意两者并存的可能。

8.功能失调性子宫出血　更年期常发生月经紊乱,尤其子宫出血较频发者,不论子宫大小是否正常,必须首先做诊刮,明确性质后再进行治疗。

9.其他宫颈良性病变　子宫颈结核、阿米巴性宫颈炎等,可借助活检与宫颈癌鉴别。

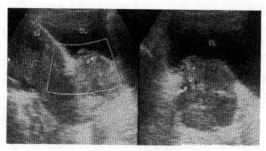

图 5-1-3　子宫颈癌

四、子宫腺肌病

子宫腺肌病又称内在性子宫内膜异位症,为子宫内膜侵入子宫肌层,属于子宫内膜异位症的一种特殊型,可以和"外在"或主要是盆腔子宫内膜异位症同时存在。子宫内膜可以两种形式侵入子宫肌壁层,即弥漫型和局限型。前者为异位内膜侵入整个子宫的肌壁内,在不同部位其侵入范围和深浅可不同;后者异位内膜仅侵及某部分肌壁,形同子宫肌瘤,但其与周围正常组织并无分界(假包膜)。

【临床表现】

继发痛经发生在年龄较长妇女,即年近 40 岁时,痛经逐渐加重,往往是痉挛性,以至不能坚持日常工作。痛经是由于在经期异位内膜水肿、出血,刺激肌壁痉挛性收缩所致。月经量增多,经期延长,少数可有月经前后点滴出血,这是由于子宫体积增大,子宫腔内膜面积增加,及子宫肌壁间异位子宫内膜影响子宫肌纤维收缩之故。

双合诊往往发现子宫一致性长大,有触痛,但子宫正常大小甚至小于正常者也可有腺肌病存在。

【超声表现】

1.子宫壁因异位内膜周期性出血,局部纤维组织增生,造成子宫壁增厚,子宫呈均匀性增大,轮廓线尚规则。

2.子宫腔内膜回声线居中,位置无改变。

3.子宫切面内回声不均匀,有实质性低回声和强回声区,有时可见小的无回声区,这是由于小的囊状积液所致。

4.子宫大小和内部回声,月经前后比较常有变化。子宫腺肌瘤可在子宫切面内显示一局限性回声异常区,内有小的无回声区。肿块边缘欠规则,无包膜回声,子宫可呈局限性隆起,呈非对称性增大。且后壁居多,无明显的声衰减。

彩色多普勒血流显像一般无特异性表现,肿块供血来源于子宫正常血管,且在血管的分布上肿块周围无环状或半环状血流环绕,此与子宫肌瘤结节有区别。频谱分析亦表明血流来自子宫动脉终末支的正常肌层灌注,呈中等阻力指数。

【鉴别诊断】

需与子宫腺肌病鉴别者主要是子宫肌瘤,超声检查可从子宫均匀性增大、积血小囊的出现、声像图在月经前后有变化,以及典型的临床表现做出鉴别。但约有10%的肌瘤可合并子宫腺肌瘤,15%的患者合并有外在性子宫内膜异位症,这就增加了鉴别上的困难。

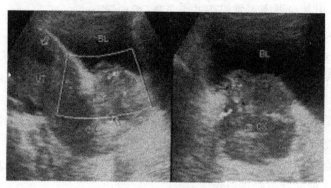

图 5-1-4　子宫腺肌病

第二节　卵巢疾病

【卵巢非赘生性囊肿】

卵巢非赘生性囊肿系一种特殊的囊性结构而非真性的卵巢肿瘤,一般体积较小,多能自行消退。

(一)滤泡囊肿

这种来自卵巢的生理性囊肿,由于卵泡不成熟或成熟后不排卵,卵泡未破裂或闭锁,因而持续增大,卵泡液潴留而形成囊肿。一般直径1～3cm,最大不超过5cm。常为单发性。

声像图表现:卵巢内出现圆形无回声区,边缘清晰、光滑,常突出于卵巢表面,内径1～3cm,很少大于5cm,在定期随诊探测中,可见囊肿无回声区自行缩小或消失。

（二）黄体囊肿

系黄体形成过程中,黄体血肿液化所致。其囊肿的直径一般大于2.5～3cm。妊娠黄体也可增大形成囊肿,一般在妊娠3个月可自然消失。

声像图表现:卵巢切面内亦可出现无回声区囊肿图像,其内可有分隔的光带或片状的高回声区。囊肿的内径一般为3cm左右,有时黄体囊肿或出血性黄体囊肿的大小可达8cm或更大,较大的黄体囊肿可自发破裂,发生急腹症,酷似宫外孕破裂表现,需注意鉴别。

（三）黄素囊肿

它是在病理情况下发生的,与滋养层细胞伴发,如葡萄胎患者50%～60%有黄素囊肿。由于绒毛膜促性腺激素刺激卵泡使之过度黄素化所引起,多呈双侧性。

声像图表现:双侧卵巢增大,卵巢切面内出现圆形或椭圆形无回声区,壁薄、边界清晰,亦可呈分叶状。内有多房性间隔光带回声。囊肿大小不一,一般为3～5cm。随滋养层细胞肿瘤治疗后,囊肿可自行消退。

（四）多囊卵巢

多囊卵巢综合征又称施-李综合征,多见于17～30岁妇女,系月经调节机制失常所致,是与内分泌有关的疾病。

常见的症状有多毛、肥胖、月经稀少、月经过少甚至闭经,也有的表现为月经过多和不孕。妇科检查子宫多为正常大小,如合并子宫内膜增生过长或子宫内膜癌,子宫可略增大。双侧卵巢均匀增大,比正常大1～3倍,包膜厚、较坚韧。部分患者卵巢可不增大。切面:包膜一致性增厚,膜下有许多小囊肿,多少不等,多者排列成行,可达数十个。囊肿大小不等,一般不超过1cm。囊肿内面光滑,腔内含清亮液体。

多囊卵巢的声像图表现:

1.双侧卵巢呈均匀性增大,单侧面积>5.5cm²,轮廓清晰,包膜回声增高。

2.卵巢切面内可见数个大小不等的圆形无回声区,多数小于5mm,其数目多在10个以上。

3.经阴道超声检查可见卵巢髓质回声异常:髓质面积增大,占据卵巢的主要部分,卵泡被挤向卵巢周边;髓质回声明显增强与卵泡形成明显对比;卵泡之间明显增强的髓质,似卵泡壁增厚,卵巢呈蜂窝状改变。

4.有时可见有陶氏腔和结肠旁沟少量液性无回声区,结合以上图像特点和临床表现即可提示本病。

【卵巢子宫内膜异位囊肿】

本病的主要病理变化为异位内膜随卵巢的功能变化,周期性出血和其周围组织纤维化而逐渐形成囊肿。卵巢子宫内膜异位症最常见,50%以上累及双侧卵巢。囊内含巧克力样陈旧性血液。囊肿直径一般为5~6cm,最大可达25cm。囊肿多与周围组织紧密粘连。

1.声像图表现:较小的卵巢巧克力囊肿,经阴道超声时囊肿周边可见少许卵巢组织,借此判断囊肿来源于卵巢。当囊肿较大时,则难以见到正常卵巢组织。声像图表现多为子宫后方出现圆形或不规则性无回声区,壁厚,内壁欠光滑,中等大小。一般为5~6cm。由于血液机化和纤维素的沉积,其内可出现不均匀的回声。在月经期探测时,尚可显示肿块增大及液化无回声区内细弱光点,可随体位移动。有时囊内可出现团块状回声,为局部极稠厚的囊液、血块或组织细胞碎片沉积所致。

2.由于本病囊内结构的多变性,声像图上可分为以下几种类型:

(1)单纯囊肿型:肿块为圆形或椭圆形无回声区,边界较清晰,壁稍厚,囊内有少许光点回声。

(2)多囊型:肿块为多个圆形或不规则无回声区,其间有粗细不等的间隔光带回声,囊壁增厚,内壁欠光滑。

(3)囊内均匀光点型:肿块为无回声区,其内充满均匀细小光点回声,囊壁增厚,且后壁毛糙。或囊内底部光点沉积,上方为明显无回声区,呈"分层"征。

(4)囊内团块型:肿块呈无回声区,内有散在细小光点回声,于肿块后壁或中部有高回声光团,且形态多变。

(5)混合型:肿块为囊实相间的杂乱回声,后壁界限常较模糊,不规则。

上述声像图的类型可随月经周期演变,此表现系与其他卵巢囊性病变鉴别诊断的重要依据之一。

本病主要需与卵巢生理性囊肿、卵巢皮样囊肿及异位妊娠鉴别。当囊肿破裂时,需注意与卵巢囊肿蒂扭转鉴别。

【卵巢血肿】

根据血肿形成时间不同,可分为卵泡血肿及黄体血肿。

1.卵泡血肿　成熟的卵泡膜层破裂,引起出血或血液流入卵泡腔内。临床可触及增大的囊性卵巢,有压痛。除非血肿破裂,否则无明显临床症状。

声像图表现:一侧卵巢增大,切面内出现圆形无回声区,囊内可见光点回声或液性平面。

2.黄体血肿　与卵泡血肿类似,血肿破裂可发生内出血和急腹症,重者表现如同宫外孕破裂。

声像图表现:一侧卵巢增大,切面内出现圆形无回声区,大小不一,大者可达 4～5cm,内含液性平面,往往下方为密集光点,上层为清亮液体。

以上血肿结局可不同,除上述的破裂外,可继发感染,自行消退,机化、液化或形成潴留囊肿。

【卵巢冠囊肿】

卵巢冠囊肿不属于卵巢囊肿而属于瘤样病变,约占附件肿物的10％。来自胚胎残存组织,可以是间皮、中肾或者副中肾。位于输卵管与卵巢门的两叶阔韧带之间的输卵管系膜内。

声像图表现:多为单房、薄壁的囊肿,囊液可为无回声或弱回声,可能存在乳头状突起和分隔。大多数是与正常卵巢分离的囊肿。有时卵巢囊肿和卵巢冠囊肿难以区分,如果没有看见与囊肿分离的卵巢,则难以鉴别。卵巢冠囊肿也可能发展为恶性,交界型较浸润型肿瘤更多见,直径大于5cm、内有乳头状突起时,应注意恶性的可能。

【卵巢囊性肿瘤】

卵巢囊性肿瘤是妇科常见的肿瘤,其发病率占卵巢肿瘤的90%以上。可发生于各种年龄的妇女,由于超声对囊性病变具有良好的鉴别力,已成为首选的检查方法。

(一)浆液性囊腺瘤

浆液性囊腺瘤约占所有卵巢良性肿瘤的25%,大部分为良性,但具有较高的恶性变倾向,有45%～50%变为恶性。主要发生于生育年龄,常为单侧,双侧性占15%,其囊肿大小不一、表面光滑,可分为单纯性及乳头状两种,前者囊壁光滑,多为单房,后者有乳头状物向囊内突起,在显微镜下可见钙化物——砂粒体偶向囊壁外生长,常为多房性,多为双侧。浆液性囊腺瘤的囊内液体呈草黄色或棕色的稀薄浆液。

1.单纯性浆液性囊腺瘤 单纯性浆液性囊腺瘤占所有良性卵巢瘤的15%左右。直径一般为5～10cm,个别可充满整个腹腔,多呈球形,外表光滑。单房或多房,壁甚薄,仅由一层能分泌浆液的柱状或立方上皮细胞构成,部分细胞带纤毛,与输卵管内膜上皮细胞极为相似。囊瘤内为淡黄色透明液体,含血清蛋白,偶尔有少数为黏液性,系部分上皮细胞分泌黏液所致。

声像图表现:有界限分明、光滑清晰的边界,与子宫的界限能分开。

(1)肿瘤轮廓清晰,呈圆形或椭圆形无回声区。

(2)囊壁纤薄、光滑完整。

(3)多房性囊内有细光带间隔。

(4)囊肿后壁及后方回声增强。

(5)囊肿一般5～10cm,中等大小,亦有极大者。

2.浆液性乳头状囊腺瘤 腺瘤一般呈球形、多房、外表光滑,呈灰白色或棕色,瘤内显示多数细小或粗大的乳头状突起,有的充盈整个囊腔,形成一近似实质的肿瘤,多为双侧。乳头状突起可以穿透囊壁移位于囊外或生长于浆液性囊壁表面,而产生腹水。检查腹水中脱落细胞易被误诊为恶性肿瘤。乳头状突起质坚,为高柱状纤毛上皮所覆盖,其中多数细胞可显示清晰的毛刷状边缘。在乳头状突起之间或其内常可见小的钙化体,即所谓砂粒体,为此种肿瘤的特征。

声像图表现:

(1)肿瘤"切面"呈圆形或椭圆形,呈多房或单房。

(2)囊壁尚光滑,但囊壁内有大小不一的局限性光斑或乳头状光团结构突向囊内。

(3)乳头状突起之间常有砂样钙化小体,呈明显强回声光点。此外,囊腺瘤自行破裂后可并发腹水。

(二)浆液性囊腺癌

本病为常见的恶性卵巢肿瘤,占卵巢上皮性癌的 50%,1/2 为双侧性,约 30% 伴有砂粒体,肿瘤大小为 10~15cm,多为部分囊性部分实性,呈乳头状生长。此瘤生长很快,常伴出血坏死。

声像图表现:

1.一侧或双侧附件区出现圆形无回声区,内伴散在浮动光点。

2.囊壁不均匀增厚,有分隔时隔膜较厚且不均,可见乳头状光团突入囊内或侵犯壁外。

3.肿瘤伴出血或不规则坏死脱落物时,无回声区内可见光点、光团回声并随体位改变而移动。

4.晚期病例囊腺癌可向子宫和肠管浸润或腹膜广泛性转移,引起腹水,形成粘连性肠管强光团且多固定于腹后壁。粘连性肠管强回声间呈多个不规则的无回声区。

(三)黏液性囊腺瘤

黏液性囊腺瘤较浆液性为少,占所有卵巢良性肿瘤的 20%。肿瘤生长缓慢,其恶变率为 5%,发生年龄为中年妇女,多为单侧多房性。囊肿表面光滑,内含黏液性液体或呈胶冻状、藕糊状液体,黏液性囊腺瘤约10%可见乳头生长于囊壁处,一般囊肿体积均较大,若发生自然破裂或手术中破裂可引起腹膜种植,形成腹膜黏液瘤。

声像图表现:

1.肿瘤呈圆形或椭圆形无回声区,多为单侧性。

(1)肿瘤轮廓清晰,呈圆形或椭圆形无回声区。

(2)囊壁纤薄、光滑完整。

(3)多房性囊内有细光带间隔。

(4)囊肿后壁及后方回声增强。

(5)囊肿一般5～10cm,中等大小,亦有极大者。

2.浆液性乳头状囊腺瘤:腺瘤一般呈球形、多房、外表光滑,呈灰白色或棕色,瘤内显示多数细小或粗大的乳头状突起,有的充盈整个囊腔,形成一近似实质的肿瘤,多为双侧。乳头状突起可以穿透囊壁移位于囊外或生长于浆液性囊壁表面,而产生腹水。检查腹水中脱落细胞易被误诊为恶性肿瘤。乳头状突起质坚,为高柱状纤毛上皮所覆盖,其中多数细胞可显示边缘光滑、轮廓清晰,囊壁呈均匀厚壁型(>5mm)。

3.无回声区内细弱散在光点及间隔光带回声,呈多房结构,房腔大小不一。

4.肿瘤体积较大,内径多在10cm以上,甚至巨大占满腹部。

5.少数肿瘤有乳头状物生长时,囊壁上可见局限性光团呈乳头状突向囊内或壁外。

(四)黏液性囊腺癌

约占卵巢上皮性癌的40%,常局限于一侧,多由黏液性囊腺瘤演变而来,囊腔多变,间隔增厚,有增殖的乳头状物。

声像图表现:

1.肿瘤呈椭圆形或分叶状无回声区,边界回声明显增厚且不规则。

2.囊腔内有较多的间隔光带,呈不均性增厚,并有散在的光点和光团。

3.增厚的囊壁可向周围浸润,有向外伸展的局限性光团,轮廓不规整,多伴有腹水无回声区。

(五)卵巢囊性畸胎瘤

卵巢囊性畸胎瘤又称皮样囊肿,发生于生殖细胞,是最常见的卵巢肿瘤之一,占所有卵巢畸胎瘤的 95％以上。肿瘤直径一般为 5～6cm,中等大小,呈圆形,表面光滑,常为单房。肿瘤内容物由两个或三个胚层的多种成熟组织所形成,主要含外胚层组织,包括皮肤、皮脂腺、毛发,部分有牙齿及神经组织,此外亦可见中胚层组织如脂肪、软骨等,内胚层组织少。肿瘤可发生于任何年龄,但 80％～90％的患者为生育年龄的年轻妇女。

声像图表现:卵巢囊性畸胎瘤声像图表现错综复杂。根据畸胎瘤病理表现,国内外文献提出了各种分类法,声像图上除显现一般卵巢囊肿的特征外,尚具下列特异性征象:

1.脂液分层征　肿瘤内有一高回声水平分界线,线上方为脂质成分,呈均质密集细小光点,线下为液性无回声区。

2.面团征　肿物无回声区内的光团回声,边缘较清晰,附于囊肿壁的一侧,为裹成的团块所致。

3.瀑布征或垂柳征　当肿瘤中的毛发与油脂物呈松散结合未构成团块时,声像图上呈表面回声高、后方回声渐次减弱,而且反射活跃,似瀑布状或垂柳状。

4.星花征　其黏稠的油脂物呈现均质密集细小光点,并伴有高回声光点,浮于无回声区中,推动和加压时弥散型分布的光点可随之移动。

5.壁立结节征　肿瘤囊壁可见到隆起的结节高回声,似乳头状,其后可伴有声影。

6.多囊征　肿瘤的无回声区内可见到小(子)囊,即囊中囊的表现。

7.杂乱结构征　复杂型中,囊内可含有牙齿、骨组织、钙化及油脂样物质,声像图于无回声区内见明显增强的光点、光团、光斑,并伴有声衰减或声影,但肿块仍有完整的包膜回声。

8.线条征　肿瘤无回声区内多条短线状高回声,平行排列,浮于其中,可随体位移动。当肿瘤内全为毛发所充满,且油脂物甚少时,如鸟巢状。声像图表现为仅肿瘤前表面为增强回声或呈弧形强光带,后方伴声影,肿瘤后壁及轮廓不清,此种征象超声探测时易漏诊,应结合临床触诊仔细观察,与肠气鉴别。

此外,囊性畸胎瘤多位于子宫底部,常带蒂,且密度大,有一定重量,故易发生蒂扭转,引起急腹症,其发生率为9%～17%。声像图上区别良恶性较难。如肿瘤形态不规则,内部回声结构杂乱,实质部分多,近期内迅速增大者,应考虑恶性可能。未成熟畸胎瘤常为实质性,一般体积较大,全部或部分由分化程度不同的未成熟(胚胎性)组织构成,呈实质性或混合性声像图特征。

参 考 文 献

1.司启萍.现代临床超声诊断学.北京:科学技术文献出版社,2013

2.富京山,富玮.头颈部疾病超声诊断.北京:人民军医出版社,2011

3.杜起军,崔立刚.超声诊断临床备忘录.北京:人民军医出版社,2011

4.刘明瑜.腹部超声.北京:人民军医出版社,2010

5.黄道中,邓又斌.超声诊断指南.北京:北京大学医学出版社,2016

6.钱蕴秋,周晓东,张军.实用超声诊断手册.北京:人民军医出版社,2011

7.刘宝冬.精编临床超声诊断学.北京:科学技术文献出版社,2013

8.雷涛编.现代临床超声影像诊断.天津:天津科学技术出版社,2012

9.丁红.肝脏超声造影临床应用指南(2012)解读.中华医学超声杂志(电子版),2014,11(02):99-101

10.张青,吕珂,王亮,夏宇,谭莉,蔡胜,戴晴.肝脏淋巴瘤的超声影像分析.中华医学超声杂志(电子版),2014,11(04):336-340

11.姚洁洁,詹维伟,朱樱,张晓晓,张静雯,贾晓红.超声诊断乳腺硬化性腺病的价值.中华医学超声杂志(电子版),2014,11(06):456-460

12.霍兰茹,刘佩芳,徐熠琳,李小康,邵真真,朱鹰.乳腺叶状肿瘤超声表现与病理相关性研究.中国肿瘤临床,2014,41(09):571-575

13.赵小东,冯国隽.胃超声造影在胃癌术前评估中的临床分析.四川医学,2016,37(03):341-343

14.刘开江.妇科肿瘤腹腔镜手术中超声刀应用技巧及副损伤防治.中国实用妇科与产科杂志,2016,32(07):608-613

15.赵瑞娜,张波,杨筱,姜玉新,赖兴建,朱沈玲,张晓燕.超声造影

对桥本甲状腺炎合并甲状腺结节的诊断价值.中国医学科学院学报，2015,37(01):66-70

16.费腾,陈亚青.甲状腺癌超声诊断的研究进展.中国癌症杂志，2015,25(04):316-320

17.李文艳.胃超声造影技术在胃癌诊断中的应用价值.中国继续医学教育,2015,7(18):72-73

18.徐翠庆,孙蔷.头部外伤后头痛头晕57例经颅多普勒超声检测分析.交通医学,2010,24(02):205

19.王知力,唐杰,李俊来,万文博,徐建红.乳腺非肿块型病变的超声诊断.中国医学影像学杂志,2013,21(01):13-15+19